El poder
curativo de la
soya

El poder curativo de la soya le ofrece información clara y actualizada sobre los beneficios de la soya, grano que contiene proteína comparable a la de origen animal. Sus propiedades preventivas y curativas combaten el cáncer, la osteoporosis, los males renales, los cálculos biliares y hemorragias, entre otros padecimientos.

Para su correcto consumo, Juan Sarubbi, destacado nutriólogo mexicano, nos ofrece diversas opciones de preparación entre las que se cuentan originales recetas como la hambursoya, soya mexicana, soyitos, pasta delisoya, tofunesa, etc. De acuerdo con el doctor Sarubbi no existen dudas de que el redescubrimiento de los fitoquímicos ha revolucionado el concepto de la alimentación. *El poder curativo de la soya* debe inscribirse en este contexto, es decir, dentro de un sistema vital que favorezca la conservación, el crecimiento, el desarrollo y la evolución del individuo.

Dr. Juan Sarubbi

El poder curativo de la soya

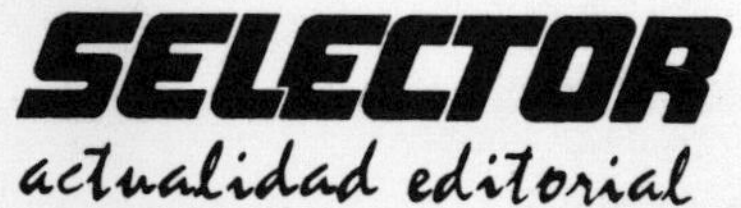

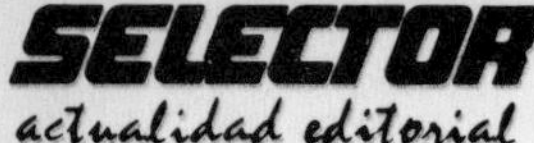

Doctor Erazo 120   Tels.   588 72 72
Colonia Doctores   Fax: 761 57 16
México 06720, D. F.

EL PODER CURATIVO DE LA SOYA

Diseño de portada: Carlos Varela

Copyright © 1998, Selector S.A. de C.V.
Derechos de edición reservados para el mundo

ISBN: 970-643-081-4

Primera edición: Febrero de 1998

El poder curativo de la soya
Tipografía: *Paideia*
Negativos de portada: *Forma-Print S.A. de C.V.*
Negativos de interiores: *Reprofoto*
Esta edición se imprimió en febrero de 1998, en
Impresión Arte, Oriente 182 #387,
México, D.F. 15530

Características tipográficas aseguradas conforme a la ley.
Prohibida la reproducción parcial o total de la obra
sin autorización de los editores.
Impreso y encuadernado en México.
Printed and bound in Mexico.

ÍNDICE

PARTE I

PROPIEDADES NUTRITIVAS DE LA SOYA

PARTE II

PROPIEDADES PREVENTIVAS Y CURATIVAS DE LA SOYA

PARTE III

USO DE LA SOYA

PRÓLOGO

Este libro tiene por objeto informar, de una manera clara y actualizada, sobre los beneficios de la soya para la salud. No sustituye las recomendaciones que un profesional de la salud pueda darle a un individuo para el diagnóstico y el tratamiento de un problema específico.

El libro expone conocimientos nuevos acerca de la soya, incluyendo los más recientes materiales aparecidos en 1997. Destaca el más moderno concepto en la comprensión de los alimentos, esto es, toma en cuenta la importancia creciente de los *fitoquímicos* en la dieta, así como sus efectos benéficos sobre las enfermedades crónicas. Los fitoquímicos (de *phyton*: planta) son sustancias que se encuentran en los alimentos vegetales.

Por todas estas características, dado el interés universal que la alimentación tiene para el ser humano, pensamos que la soya puede llamar la atención de cualquier lector; por tal motivo este libro ha sido diseñado y redactado para el público general. Pero en su contenido, al referirse a sustancias con actividad biológica, como los fitoquímicos, las personas que laboran en el área de la salud: enfermeras, dietistas, nutriólogas, médicos dedicados a la nutrición tanto artificial como natural, y médicos especialistas de diversos campos –la soya tiene que ver con el corazón, los tumores, el riñón, el hueso, los cálculos biliares, la farmacología, la endocrinología, la angiología, la pediatría, entre otros– pueden encontrar un tema cercano a su práctica. Esto es así debido a que el descubrimiento de los fitoquímicos ha cambiado nuestra comprensión de la alimentación, la nutrición, la salud y el tratamiento de las enfermedades.

El libro se encuentra dividido en tres partes:

Parte I: **Propiedades nutritivas de la soya**.

Aquí se expone que la proteína de soya es una proteína completa y comparable a la proteína animal. También se describe la composición de la soya en cuanto a proteínas, grasas, hidratos de carbono, vitaminas, minerales actualmente llamados nutrimentos inorgánicos y fibra dietética.

Parte II: **Propiedades preventivas y curativas de la soya**.

En este espacio se describen los múltiples beneficios de la soya para la salud y se ofrecen recomendaciones alimentarias preventivas y terapéuticas en la dieta diaria. Se hace mención de estudios científicos seleccionados, cuyos resultados fundamentan cada efecto benéfico. Esto, con el objeto de mostrar, de una manera crítica, los estudios que han permitido una comprensión científica de la soya y, al mismo tiempo, favorecer una apreciación propia por parte del lector. Se ha encontrado que la soya es capaz de promover la salud al disminuir el riesgo de desarrollar cáncer, enfermedad del corazón, osteoporosis, cálculos biliares. También puede mejorar los bochornos que frecuentemente acompañan a la menopausia y tiene efectos benéficos en las enfermedades del riñón, entre otras.

Parte III: **Uso de la soya**.

Esta parte describe al lector la variedad de los productos de soya y ofrece una selección de recetas de cocina. Aquí la finalidad es mostrar lo sencillo que es incluir la soya en la alimentación diaria, a partir de deliciosos platillos fáciles de preparar y económicos.

Todos los autores mencionados en el texto pertenecen a reconocidos centros de investigación científica situados en diversas partes del mundo. Por ejemplo, Young, VR., Instituto Tecnológico de Massachusetts, Cambridge, EEUU; Adlercreutz, H., Universidad de Helsinki, Finlandia; Barnes, S., Universidad de Alabama, EEUU; Erdman, J., Universidad de Illinois, EEUU; Kanazawa, T., Universidad de Hirosaki, Japón; Santti, R., Universidad de Turku, Finlandia; Sirtori, C., Universidad de Milán, Italia; Widhalm, K., Universidad de Viena, Austria; Potter, JD., Universidad de Washington, EEUU; Setchell, KD., Hospital para Niños y Centro Médico, Cincinnati, Ohio, EEUU; Anderson, JW., Universidad de Kentucky, Lexington ; Arjmandi, BH., Universidad de Illinois, Chicago, EEUU; Anderson, JJB., Universidad de Carolina del Norte, EEUU, entre muchos más. Debemos a todos ellos nuestra conciencia científica de la soya.

Al final del libro se encuentran referencias bibliográficas, ordenadas alfabéticamente, en donde el lector interesado puede profundizar en los temas.

De esta forma esperamos contribuir a la difusión de los conocimientos acerca de la soya, a la vez que destacamos la importancia actual de los fitoquímicos en los alimentos de origen vegetal.

Utilizamos el término "*proteína de soya*" de una manera general para referirnos a los productos del frijol de soya, como la harina, el concentrado y el aislado *proteínicos*, el queso y la leche de soya. También incluye productos derivados de ellos, como la proteína texturizada, que se obtiene de la harina, o las fórmulas a base de soya, las cuales contienen aislado proteínico (25).

Finalmente, la soya es un alimento que debe considerarse en el contexto de una dieta bien planeada, esto es, que incluya las proporciones adecuadas de proteínas, hidratos de carbono, grasas, vitaminas y nutrimentos inorgánicos en función de la edad y la condición fisiológica del individuo. Al ingerir soya, ésta debe formar parte de una alimentación variada y suficiente en calorías.

El enfoque alimentario debe, a su vez, incluirse dentro de un contexto más amplio: un estilo de vida saludable que evite el sedentarismo, la falta de ejercicio, el manejo inadecuado del estrés, el tabaquismo; todo ello dentro de un optimismo espiritual. Es decir, la alimentación debe situarse dentro de un sistema que favorezca la conservación, el crecimiento, el desarrollo y la evolución del individuo.

INTRODUCCIÓN

La soya está siendo incluida cada vez más en la alimentación debido, entre otros factores, a una mayor conciencia de sus efectos promotores de la salud. Existe un buen caudal de pruebas a favor de que la soya puede contribuir a disminuir diversas enfermedades crónicas, entre otras, la enfermedad aterosclerosa del corazón y ciertos tumores, como los de mama, próstata y colon. Estas enfermedades se encuentran dentro de las primeras causas de mortalidad en los países occidentales.

La mayor conciencia acerca de los efectos benéficos de la soya sobre la salud acontece en un momento particular de la comprensión de la alimentación. En este siglo hemos aprendido que es necesario ingerir menos grasas, sobre todo grasa saturada; menos azúcares simples y, probablemente, menor cantidad de proteínas, en especial las de origen animal. Los conocimientos también nos dicen que la alimentación debe incluir mayor proporción de verduras, azúcares complejos, fibra dietética y, de acuerdo con la evidencia actual, ácidos grasos omega 3. Para lograr esto, la soya es un alimento recomendable: su proteína es de valor biológico similar a la proteína animal, contiene ácidos grasos poliinsaturados y omega 3, y fibra dietética, entre otros nutrimentos. Además, no contiene colesterol ni lactosa. Es decir, la soya está en armonía con las necesidades nutritivas y de salud del ser humano.

Como todos los organismos vivos, el ser humano intercambia en forma continua materia y energía con el medio ambiente: condición *sine qua non* para su sobrevivencia. Este intercambio le permite mantener sus estructuras y procesos y, por lo tanto, crecer, desarrollarse y evolucionar. Para dicho intercambio los alimentos resultan imprescindibles. Gracias a los avances científicos, la idea que nos habíamos formado de ellos se ha enriquecido. El concepto actual de los alimentos nos revela que tienen *dos funciones generales:*

1. *Función nutritiva*

La función *nutritiva* de los alimentos se manifiesta en el mantenimiento de las estructuras del organismo. Esto significa que, nutritivamente, para poder vivir el ser humano necesita proteínas, hidratos de carbono, grasas, vitaminas, minerales y agua. Satisfacer estas necesidades permite al organismo mantener sus procesos y estructuras, como son el peso corporal, la función inmune, la síntesis de proteínas y demás procesos vitales.

2. Función médica

Los alimentos, además de nutrir, tienen otra función a la que llamaremos función médica. A través de ésta, los alimentos se relacionan con las *enfermedades*. Por ejemplo, la deficiencia de los nutrimentos antes mencionados puede producir desnutrición, raquitismo, escorbuto, beriberi, pelagra; el exceso, puede ocasionar obesidad, aumento del colesterol en la sangre, hipervitaminosis, o toxicidad por nutrimentos inorgánicos (hierro, cobre, entre otros). Estas alteraciones –por deficiencia o por exceso– se refieren a la función médica de los *nutrimentos* (las proteínas, los hidratos de carbono, las grasas, las vitaminas y los nutrimentos inorgánicos), y se relacionan con enfermedades de la *nutrición*.

Lo que ha revolucionado nuestro actual entendimiento de los alimentos ha sido la *función médica de los alimentos vegetales*.

La función médica de los alimentos vegetales: los fitoquímicos.

Lo que ha ampliado nuestro concepto de los alimentos y esclarecido aún más su función médica, es el descubrimiento de que los alimentos vegetales, *además* de las sustancias nutritivas, contienen también sustancias específicas a las cuales se les ha dado diversos nombres; nosotros las llamamos, genéricamente, *fitoquímicos*. Los fitoquímicos constituyen en la actualidad la mejor explicación de porqué ciertas dietas se asocian con determinadas enfermedades crónicas, mientras que otras dietas no lo hacen. Por ejemplo, si comparamos la incidencia de enfermedades entre los pueblos asiáticos y occidentales, encontramos que en los primeros la incidencia o frecuencia de cáncer de mama es menor que en los segundos. Si profundizamos nuestra comparación y analizamos la dieta de los pueblos asiáticos y la comparamos con la de los occidentales, encontramos que los primeros tienen una ingestión de soya significativamente mayor. De esta forma, la soya y sus productos parecen explicar –o ser parte de la explicación– porqué los pueblos asiáticos tienen una menor incidencia de cáncer de mama. En nuestros días la explicación más consistente de este fenómeno tiene que ver con los fitoquímicos de la soya, en especial las sustancias llamadas *isoflavonas*.

Lo nuevo en la alimentación: los fitoquímicos.

La palabra "fitoquímico" procede de *"phytón"*, que quiere decir "planta". Fitoquímicos, entonces, significa *"químicos de las plantas"*. Los fitoquímicos son producidos por las plantas; la mayoría de ellas, incluyendo las comestibles, son ricas en fitoquímicos. Los fitoquímicos, además, son sustancias con *actividad biológica*, pero no son nutrimentos como las vitaminas y los minerales. No existen enfermedades *nutricionales* ocasionadas por la ausencia o deficiencia de fitoquímicos en la dieta. Los fitoquímicos parecen ser necesarios para *promover una salud óptima* (135).

¿Qué significa: "los fitoquímicos son sustancias con actividad biológica"?

Esto se refiere a que los fitoquímicos son capaces de *modificar las funciones fisiológicas* (29, 151). Por ejemplo: la ingestión de 30 a 60 mg de isoflavonas disminuye la incidencia de cáncer de mama en las mujeres japonesas. ¿Qué función es la modificada aquí? Varias funciones: la reproducción celular, la diferenciación celular, la antioxidación, la función vascular, etcétera. Los fitoquímicos pueden modificar, favorablemente, funciones orgánicas, lo cual se traduce en beneficios para la salud.

Recapitulando: la función *nutritiva* de los alimentos tiene que ver con el metabolismo de los nutrimentos y con la extracción de energía contenida en los mismos, es decir, con el mantenimiento de las estructuras del individuo. Por su parte, la función *médica* de los fitoquímicos se relaciona de una manera diferente con las enfermedades. Dentro de la función médica de los alimentos vegetales, los fitoquímicos ocupan un papel fundamental y actual.

Algunas características de los fitoquímicos son las siguientes:

1. Modifican funciones fisiológicas.
2. Sólo existen en las plantas.
3. No son nutrimentos como vitaminas y minerales.
4. No hay enfermedades nutritivas por déficit o carencia de fitoquímicos.
5. No son necesarios para mantener la vida.
6. Pueden ser necesarios para obtener una salud óptima.

En nuestra interpretación, los *nutrimentos* son necesarios para los cambios cíclicos del organismo –un plano horizontal–, es decir, para mantener su estructura; mientras que los *fitoquímicos* parecen ser necesarios para los cambios evolutivos del ser humano –un plano vertical.

Otra forma general de entender a los fitoquímicos puede ser la siguiente:

El organismo produce sustancias, como las hormonas, que regulan diversas funciones. Por ejemplo, la adrenalina y la noradrenalina son producidas por el organismo en situaciones de estrés, como en el caso de una quemadura. Este tipo de sustancias se producen en el interior del organismo. En el caso de los fitoquímicos, como la genisteína, que es una de las isoflavonas de la soya, se trata de sustancias producidas por las plantas. Es decir, el origen de la genisteína es *externo* al ser humano. Ahora bien, cuando ingerimos soya, estamos introduciendo genisteína al organismo. Dentro de nuestro cuerpo esta sustancia es capaz de *modificar* diversas funciones orgánicas, como la antioxidación y otras más, lo cual, como ha demostrado la investigación científica, promueve beneficios para la salud. De esta forma, los fitoquímicos pueden ser vistos como reguladores *exógenos* (producidos fuera de nuestro organismo) de las funciones corporales. Metafóricamente: si disponemos de aire acondicionado, podemos controlar la temperatura de una habitación para que el organismo no tenga que atenerse solamente a sus propios mecanismos de adaptación frente a una temperatura excesiva. En esta imagen el regulador *externo* corresponde al sistema de aire acondicionado, mientras que los reguladores *internos* serían las funciones del individuo relacionadas con la temperatura, como el sudor. Lo que tratamos de destacar con esta imagen es la naturaleza *externa* del fenómeno. El sistema de aire acondicionado *influye* en las funciones internas que controlan la temperatura de nuestro cuerpo. Algo semejante sucede con los fitoquímicos: son sustancias de origen *externo* que influyen en las funciones corporales.

Imaginemos que pudiéramos introducir en nuestro cuerpo el aparato de aire acondicionado para que en todo momento estuviera a nuestro servicio: esto hacen los fitoquímicos al ser ingeridos por nosotros en los alimentos vegetales.

Los fitoquímicos de la soya nos permiten ver, de una nueva manera, la relación entre alimentos y enfermedad crónica. Ya mencionábamos como ejemplo que la soya, gracias a los fitoquímicos que contiene, parece disminuir la incidencia de cáncer de mama, entre otras enfermedades crónicas (97).

Los fitoquímicos han cambiado nuestras concepciones acerca de los alimentos vegetales, de la alimentación en general y de la nutrición. Constituyen, probablemente, el avance más significativo en esta área. No debe extrañarnos que en nuestros días encontremos cada vez más referencias a ciertas sustancias con propiedades terapéuticas contenidas en determinados alimentos, sobre todo vegetales.

La función médica de los alimentos, en nuestra opinión, nos permite una mejor comprensión de los mismos, así como un uso más racional. Por ejemplo, dentro del campo de los nutrimentos habituales, la ingestión excesiva de grasas saturadas –como las contenidas en los alimentos animales– puede conducir a un aumento del colesterol en la sangre, además de favorecer el desarrollo de ciertos tumores. Desde 1957, la Asociación Americana del Corazón subrayó que la dieta, por su contenido en grasas saturadas, es un factor importante en el desarrollo de la aterosclerosis, una alteración fundamental que puede ocasionar infarto del miocardio.

Actualmente la función médica de los alimentos, en el caso de la soya, resulta aún más cristalina debido a que la soya contiene variados e importantes fitoquímicos –las *isoflavonas*, entre otros–, que parecen disminuir la incidencia de ciertas enfermedades crónicas.

La conciencia de la doble función de los alimentos, nutritiva y médica, puede ayudar al individuo a elegir de una manera consciente y racional los alimentos que ingiere. Desde este punto de vista, no basta sólo considerar la función nutritiva de los alimentos, es necesario también tomar en cuenta la función médica. Los alimentos con una función médica conocida y benéfica, además de nutrirnos, son capaces de promover la salud. La soya, de acuerdo con la opinión más reciente, es capaz de disminuir el riesgo de contraer ciertas enfermedades crónicas –enfermedad cardiovascular y el cáncer, entre otras–, aliviar ciertos síntomas de algunas enfermedades –menopausia y telangiectasia hemorrágica hereditaria– e incluso influir favorablemente en la administración de ciertos medicamentos (como la ciclosporina, utilizada en el contexto de los transplantes de órganos). La soya ejemplifica en forma clara las dos funciones generales de los alimentos: la nutritiva y la médica.

En forma más detallada, la soya es capaz de aportar beneficios en relación a las siguientes condiciones:

1. Nutrición con proteínas vegetales.
2. Nutrición infantil en circunstancias específicas (alergia a la leche de vaca, alimentación después del síndrome diarreico en los niños).
3. Fuente vegetal de ácidos grasos omega 3.
4. Fuente de fibra dietética.
5. No contiene colesterol.
6. Tiene fitoquímicos que promueven la salud (como las isoflavonas, entre otros).
7. Disminuye el riesgo de cardiopatía aterosclerosa (colesterol elevado, infarto del miocardio).

8. Cáncer (mama, próstata, colon, entre otros): Disminuye el riesgo y probablemente retrasa el desarrollo.
9. Menopausia (bochornos): Mejoría.
10. Osteoporosis postmenopáusica: Mejoría.
11. Enfermedades del riñón (síndrome nefrótico, insuficiencia renal crónica): Mejoría.
12. Cálculos biliares: Retraso en su formación.
13. Telangiectasia hemorrágica hereditaria: Mejoría de los síntomas.
14. Intolerancia a la lactosa (azúcar de la leche): Tratamiento.
15. Obesidad: Ayuda a conservar un peso óptimo.
16. Mejor control del azúcar en la sangre (diabetes mellitus, hipoglucemia).
17. Tiene propiedades antioxidantes: Protege de las lesiones por radicales libres.
18. Puede influir favorablemente en la administración de ciertos medicamentos (ciclosporina).

El mecanismo por el cual la soya logra los beneficios previos tiene que ver, como hemos mencionado, con los fitoquímicos característicos de la soya: las isoflavonas, a las que ya hicimos referencia, y otros como los *fitosteroles, los inhibidores de proteasas* y las *saponinas* (108). La composición de la proteína de soya también cumple un papel importante en este renglón.

Los beneficios mencionados pueden lograrse mediante la ingestión de escasas raciones de los alimentos de soya. Una ración equivale a: media taza de frijol de soya cocido, de queso de soya o de proteína texturizada; y a 240 ml de leche de soya.

Además, la soya tiene: excelentes propiedades nutritivas, bajo costo, alta disponibilidad, magníficas propiedades funcionales en los sistemas alimentarios, versatilidad en la preparación de platillos y posibilidades abiertas de desarrollar nuevos productos. Por todas estas cualidades, la soya es un alimento cuyo consumo por el ser humano está incrementándose.

PARTE I

PROPIEDADES NUTRITIVAS DE LA SOYA

CAPITULO 1

LA SOYA Y LA NUTRICION

Los sistemas vivos dependen de un constante flujo de materia y energía (189). Los alimentos y el oxígeno les permiten desarrollarse, reproducirse y evolucionar. Ese flujo es un intercambio y las plantas cumplen una función vital para su realización. Sus raíces toman agua y minerales de la tierra y llegan a las hojas, donde se combinan con el bióxido de carbono del aire, para producir los nutrimentos y los fitoquímicos. En este proceso creativo llamado *fotosíntesis*, la energía solar es captada y convertida en energía química y se almacena. A la vez se libera oxígeno hacia la atmósfera, el cual será captado por otros organismos vivos, como el ser humano. El oxígeno se utiliza para *oxidar* los alimentos y así extraer la energía contenida en ellos. Esta energía se almacena en una molécula llamada ATP (adenosintrifosfato). El ATP suministra la energía para el trabajo celular: el movimiento y la producción de moléculas propias (proteínas, hidratos de carbono, grasas, hormonas, enzimas, neurotransmisores, hemoglobina, entre muchas más). Debido a todo esto, puede decirse que las plantas son capaces de unir el cielo y la tierra (39).

Los eventos previos describen un ciclo: el ciclo alimentario. Las plantas sirven de alimento a los animales, los que, a su vez, sirven de alimento a otros animales. Los desechos –plantas y animales muertos–, son descompuestos por otros organismos –insectos y bacterias– que los transforman en nutrimentos básicos, los cuales son captados, nuevamente, por las plantas. De esta manera, los nutrimentos circulan a través del ecosistema. El único desecho generado es la energía calórica de la respiración que se irradia hacia la atmósfera. El sol, la fuente de energía primaria, reintroduce energía al sistema y, como explicamos arriba, ésta es captada por las plantas. Como vemos, se trata de un proceso circular en el que interactúan tanto sistemas vivos (los diversos organismos vivos), como sistemas no vivos (gases atmosféricos, océanos), en un continuo intercambio de materia y energía.

Desde esta óptica, resulta claro que *la alimentación es una relación con el mundo*, inscrita en un proceso de continuo intercambio representado por los alimentos y el oxígeno.

Los alimentos son *estructuras ordenadas*, esto significa que contienen materia y energía útiles. Los organismos que no pueden realizar la fotosíntesis –los animales– toman los alimentos del medio ambiente y los usan como *recursos para su metabolismo* (el metabolismo es el conjunto de reacciones bioquímicas de los organismos); finalmente, desechan estructuras de orden inferior, como el bióxido de carbono y la urea, a las cuales se les ha extraído previamente la energía. En esta definición de alimento encontramos los siguientes elementos:

1. Los alimentos son estructuras ordenadas

Los alimentos están compuestos por elementos estructurados que contienen energía útil para los organismos vivos. Esta energía proviene de la energía solar, que es captada por las plantas a través de la fotosíntesis. Los organismos vivos que no pueden realizar la fotosíntesis dependen de los que sí la efectúan.

2. Los alimentos son utilizados por los organismos vivos como recursos para su metabolismo

En los organismos vivos se realizan múltiples y variadas reacciones bioquímicas. El conjunto de dichas reacciones se llama *metabolismo*. A través del metabolismo se producen las moléculas ATP, que almacenan la energía contenida en los alimentos para la síntesis de las estructuras celulares. Esta necesidad del organismo de formar sus propias estructuras, explica porqué los alimentos ingeridos deben ser fragmentados en sus elementos constitutivos antes de ser absorbidos y asimilados por las células. A la fragmentación de los alimentos por el sistema digestivo le llamamos *digestión*. La *asimilación* de los elementos constitutivos de los alimentos por las células, se llama *nutrición*. El dar o recibir alimentos, se denomina *alimentación*.

Finalmente, el metabolismo produce desechos como el bióxido de carbono que se expele con la respiración, y la urea que se excreta con la orina. Estos elementos, como hemos mencionado, serán reutilizados por otros organismos vivos, generando el ciclo alimentario antes descrito.

La extracción de la energía contenida en los alimentos

El proceso de extracción de la energía de los alimentos tiene tres etapas (179):

Primera. Fragmentación de los alimentos. Es lo que se conoce como digestión. Los hidratos de carbono se fragmentan en azúcares más simples; las proteínas, en aminoácidos; y las grasas, en glicerol y ácidos grasos. En esta etapa no se produce energía útil.

Segunda. Las moléculas resultantes de la etapa previa continúan fragmentándose. Fragmentos de la mayoría de ellas llegan a formar parte de una molécula llamada *acetil-coenzima A,* que es fundamental para la tercera y última etapa.

Tercera. El acetilo de la acetil-coenzima A se oxida y produce la mayor parte del ATP. El ATP es la molécula en la cual el organismo almacena la energía extraída de los alimentos. La formación del ATP es el destino común a todas las moléculas de los alimentos capaces de aportar energía útil al organismo. Las moléculas de los alimentos capaces de suministrar energía útil son los hidratos de carbono, los ácidos grasos de las grasas y los aminoácidos de las proteínas.

En forma esquemática, el proceso de extracción de la energía de los alimentos puede visualizarse de la siguiente manera:

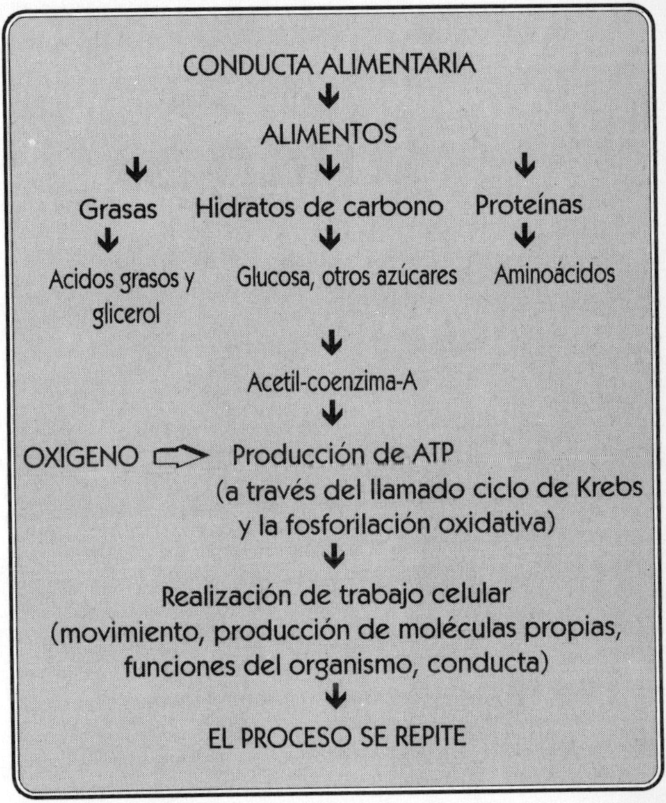

CONDUCTA ALIMENTARIA
↓
ALIMENTOS

↓   ↓   ↓

Grasas   Hidratos de carbono   Proteínas

↓   ↓   ↓

Acidos grasos y   Glucosa, otros azúcares   Aminoácidos
glicerol

↓

Acetil-coenzima-A
↓

OXIGENO ⇒ Producción de ATP
(a través del llamado ciclo de Krebs
y la fosforilación oxidativa)
↓

Realización de trabajo celular
(movimiento, producción de moléculas propias,
funciones del organismo, conducta)
↓

EL PROCESO SE REPITE

CAPÍTULO 2

LA PROTEÍNA DE SOYA

Los aminoácidos son las unidades básicas de las proteínas. El organismo, como hemos visto previamente, utiliza los aminoácidos de las proteínas para formar *sus propias proteínas* y otras sustancias importantes. La relevancia de las proteínas proviene de su participación en las más variadas e indispensables funciones de los organismos vivos, como:

a) *Función enzimática.* Las enzimas son proteínas. Funcionan como catalizadores de las reacciones químicas del organismo, esto es, son capaces de aumentar la velocidad de las reacciones químicas *al menos un millón de veces.* Por ello, las enzimas son parte fundamental del metabolismo.

b) *Función transportadora.* Las proteínas cumplen funciones de transporte para muchas moléculas pequeñas. Por ejemplo, el oxígeno es transportado por la *hemoglobina*; el hierro, por la *transferrina*.

c) *Función en el movimiento*. El componente principal de los músculos es la proteína. Otros movimientos, como el de los cromosomas en la división celular, dependen también de las proteínas.

d) *Función de soporte mecánico*. La fuerza de tensión de la piel y del hueso es debida a una proteína: la colágena.

e) *Función en la producción y transmisión de los impulsos nerviosos*. Los receptores para los diversos estímulos –como la luz– son proteínas.

f) *Función en el crecimiento y la diferenciación de las células*. Las proteínas participan en la transmisión de la información. contenida en los genes, necesaria para el crecimiento y el desarrollo de las células.

Los genes, formados por el ácido desoxirribonucleico (ADN), contienen la información necesaria para la producción de las proteínas. Por esto la función más general de las proteínas consiste en *expresar la información contenida en los genes*.

Debido a lo anterior, los alimentos ricos en proteínas han sido generalmente muy apreciados. Y a falta de una adecuada información se había creído que sólo las proteínas animales eran proteínas completas.

La proteína de soya es una proteína completa

La proteína de soya, hasta hace algunas décadas, era considerada como una proteína "*incompleta*"; es decir, una proteína deficiente en uno o más de los aminoácidos indispensables y, por lo tanto, incapaz de satisfacer los requerimientos del individuo. Las proteínas de la leche de vaca, clara del huevo, carne de res, y otros productos animales, eran consideradas ejemplos de proteínas completas, con un valor biológico superior a la soya.

Inicialmente la proteína de soya se evaluó mediante la Tasa de Eficiencia Proteínica, que utiliza ratas en crecimiento. Sin embargo, las ratas en crecimiento, en comparación a los seres humanos, necesitan una proporción mucho mayor de proteína total y de ciertos aminoácidos. En especial, tienen necesidades mayores, aproximadamente del 50% o más que las del ser humano, del aminoácido indispensable *metionina*.

Lo anterior, aunado al hecho de que el aminoácido limitante en la proteína de la soya es precisamente la metionina, llevó a la *subestimación* del valor nutritivo de la soya en los seres humanos, ya que no satisfacía los requerimientos de la rata en crecimiento (84).

La Organización Mundial de la Salud y la FDA (Food and Drug Administration: Administración de alimentos y fármacos en Estados Unidos) reconocieron que la Tasa de Eficiencia Proteínica subestimaba el valor nutritivo de la proteína de soya y adoptaron otra medición específica para seres humanos: el *score* de aminoácidos después de ser corregido por la digestibilidad de las proteínas. Este *score* o "calificación" representa la valoración de los aminoácidos utilizando las recomendaciones nutrimentales para los niños de 2 a 5 años de edad. De acuerdo con esta medición, las proteínas que aportan aminoácidos en cantidad *igual* o *mayor* a las recomendadas para esas edades, reciben una calificación de 1.0. Con estos criterios, la proteína de la soya tiene un *score* de 1.0, lo cual significa que es capaz de satisfacer las necesidades de niños y adultos cuando se ingiere incluso como *única* fuente de proteínas.

Desde hace más de dos décadas, diversos estudios realizados en seres humanos, a corto y a largo plazo, mostraron que la ingestión adecuada de proteína de soya produce un equilibrio de nitrógeno adecuado, además de conservar normales los parámetros nutricios.

Por ejemplo, entre otras investigaciones, Young y colaboradores publicaron en 1984 sus estudios acerca de la capacidad de la proteína de soya para satisfacer las necesidades proteínicas en el adulto joven, durante 84 días. Como *única* fuente de proteínas administraron *aislado de proteína de soya* a 0.8 g por kg de peso corporal, por día. Compararon el aislado de proteína de soya con la administración de 0.68 g y 0.8 g por kg por día, de proteína animal, procedente de la carne de res. Los resultados del estudio mostraron que los balances nitrogenados, así como el peso corporal, los parámetros de la química sanguínea y la composición corporal, determinada mediante el potasio corporal total, fueron normales en ambos grupos. Es decir, la proteína de la soya satisfizo los requerimientos de los individuos, de una manera similar a la proteína procedente de la carne de vaca (211-214). Este y muchos otros estudios han demostrado que el valor nutritivo de la proteína de soya es alto y puede servir como única fuente de aminoácidos indispensables y de nitrógeno. El cuadro 1 muestra los resultados de tres estudios a largo plazo con proteína de soya.

Cuadro 1
CALIDAD NUTRICIA DE LA PROTEINA DE SOYA EN TRES ESTUDIOS A LARGO PLAZO (EN ADULTOS JOVENES SANOS)*

Personas (num.)	Tipo de proteína	Ingesta (g/kg)	Duración (días)	Resultado
8	Aislado proteínico	0.8	84**	El equilibrio del Nitrógeno y la química sanguinea se mantuvieron normales.
6	Concentrado proteínico	0.8	82***	
9	Concentrado proteínico	0.8	77****	
8	Concentrado proteínico	0.8		

* Modificado de la referencia 213.
** La composición corporal se mantuvo normal.
*** La ejecución física se mantuvo normal.
**** Buena tolerancia a la proteína de soya.

Como lo muestran múltiples estudios, en nuestros días ha quedado demostrado, más allá de cualquier duda razonable, que la proteína de soya puede satisfacer, incluso como única fuente, las necesidades de proteínas en los seres humanos, en cualquier etapa de su vida, a excepción, dadas las características de inmadurez fisiológica del recién nacido de pretérmino o prematuro (98). La proteína de soya es una proteína completa.

Los cuadros 2, 3 y 4 presentan las cantidades de nutrimentos contenidos en los productos de soya, las cantidades de aminoácidos en los mismos, y las recomendaciones de aminoácidos según la edad del individuo, respectivamente.

Cuadro 2
NUTRIMENTOS EN LOS PRODUCTOS DE SOYA
(cantidades por cada 100 g)*

	Harina entera	Harina desgrasada	Concentrado proteínico	Aislado proteínico
Proteinas (g)	38.1	51.5	63.6	88.3
Grasas (g)	21.9	<1.0	0.5	3.4
Hidratos de carbono (g)	30.4	33.9	25.4	0.0
Fibra cruda (g)	2.2	4.3	3.8	0.3
Agua (g)	3.8	7.3	5.8	5.0
Cenizas (g)	5.9	6.2	4.7	3.6
Calcio (mg)	188	241	363	178
Hierro (mg)	5.8	9.2	10.8	14.5
Magnesio (mg)	369	290	315	39
Fósforo (mg)	476	674	839	776
Cinc (mg)	3.6	2.5	4.4	4
Tiamina (mg)	0.41	0.70	0.32	0.18
Riboflavina (mg)	0.94	0.25	0.14	0.10
Niacina (mg)	3.29	2.61	0.72	1.44
Vitamina B-6 (mg)	0.35	0.57	0.13	NR**
Folatos (mg)	0.23	0.31	0.34	0.18

* Modificado de la referencia 58.
** No reportado.

Cuadro 3
CANTIDAD DE AMINOÁCIDOS EN LOS PRODUC-
TOS PROTEINICOS DE SOYA (mg/g de proteína)*

Aminoácido	Harina desgrasada	Concentrado proteínico	Aislado proteínico
Histidina	26	25	28
Isoleucina	46	48	49
Leucina	78	79	82
Lisina	64	64	64
Metionina + cistina	26	28	26
Fenilalanina + tirosina	88	89	92
Treonina	39	45	38
Triptófano	14	16	14
Valina	46	50	50

* Modificado de la referencia 214.

Cuadro 4
RECOMENDACIONES DE AMINOÁCIDOS SEGÚN LA EDAD* (mg/g de proteína)

Aminoácido	2 a 5 años	10 a 12 años	18 años o más
Histidina	....	....	16
Isoleucina	28	28	13
Leucina	66	44	19
Lisina	58	44	16
Metionina y cistina	25	22	17
Fenilalanina y tirosina	63	22	19
Treonina	34	28	9
Triptófano	11	9	5
Valina	35	25	13
Total (- histidina)	320	222	111

* Modificado de la referencia 213.

De acuerdo con los datos del cuadro 3, las recomendaciones de aminoácidos para niños de 2 a 6 años de edad se acercan a los valores máximos señalados, mientras que para adultos, se acercan a los mínimos; finalmente, entre los 6 y los l3 años, los requerimientos son intermedios.

Si comparamos las recomendaciones de aminoácidos según la edad, con el contenido de aminoácidos de los productos de soya, podemos concluir que la soya puede satisfacer las necesidades de aminoácidos en las diferentes edades de los individuos.

Reducción calórica

La sustitución de la proteína animal por proteína de soya puede disminuir, con bases proteínicas iguales, las calorías en la dieta. Cien gramos de harina de soya, completamente *desgrasada*, reducen el contenido calórico de 439 a 327 Kcal, una disminución del 25.5% (58). Tanto el concentrado como el aislado de proteína de soya contienen aproximadamente 330 Kcal por cada l00 g. Debido a esto los productos de soya pueden también incorporarse a la carne. Por ejemplo: l00 g de una hamburguesa de carne de res contienen aproximadamente 300 Kcal; 23% de grasa y 22% de proteínas. Un reemplazo de un 20% de la carne de res con proteína de soya, reduce las calorías en un 9%, a la vez que conserva una proporción de proteínas similar. En la práctica esto puede ayudar a disminuir las calorías en la dieta.

La soya como parte de una alimentación bien planeada

Conviene recordar que las necesidades nutritivas del individuo se refieren no sólo a las proteínas, sino también a los hidratos de carbono, grasas, vitaminas y nutrimentos inorgánicos, además de agua. Como hemos visto, la soya es una buena fuente de proteínas, por lo cual es recomendable incluirla en la planeación de una dieta con las proporciones adecuadas de todos los nutrimentos (78). Por su contenido en proteínas, puede funcionar como un sustituto de la proteína animal: leche, huevos y carnes rojas y blancas. En la vida cotidiana esto resulta ventajoso cuando se desea incrementar la proteína vegetal, como es el caso de los vegetarianos, los individuos que padecen gota y *cualquier persona* que opta por las recomendaciones dietéticas actuales, las cuales incluyen una disminución notable en la ingestión de carnes rojas.

CAPÍTULO 3

HIDRATOS DE CARBONO, FIBRA, GRASAS, VITAMINAS Y MINERALES DE LA SOYA

La soya es una planta que pertenece al grupo de las leguminosas, como los chícharos y las lentejas, ricas en proteínas y fibra. Puede ingerirse como frijol o en forma de alimentos procesados, como la leche de soya, el *tofu* (queso), el *tempe*, el *miso*, el *natto*, el *okara* y otros. El capítulo 12 desarrolla este tema.

El frijol de soya, en promedio (peso en base *seca*), contiene 40% de proteínas, 21% de grasas, 34% de hidratos de carbono y 5% de cenizas. La mayor parte del frijol de soya corresponde a sus dos cotiledones 90%, seguido por la cáscara 8% y el hipocotilo 2% (199).

El procesamiento del frijol de soya, del cual derivan los alimentos de soya, puede alterar su contenido de nutrimentos (125). Mientras más cercanos se encuentren los alimentos de soya al frijol entero, sus proporciones de nutrimentos se parecerán más a él. Esto ocurre con el *tempe*, el *miso*, el *natto* y las botanas de frijol de soya. En ocasiones, el procesamiento incrementa ciertos nutrimentos, como en el caso del *tofu*: cuando se fabrica con sales de calcio aumenta su contenido en este mineral. Por el contrario, el procesamiento puede disminuir algunos componentes. El *tofu* y otros productos derivados de la leche de soya son bajos en fibra.

En etapas tempranas del desarrollo del frijol de soya existe almidón. En etapas tardías, la proporción de almidón es insignificante. La gelatinización del almidón en la cocción reblandece los cotiledones. Por ello, la baja cantidad de almidón hace que la cocción del frijol de soya sea más prolongada que la de otros frijoles.

Hidratos de carbono de la soya

En peso seco, los hidratos de carbono del frijol de soya entero constituyen, en promedio, el 34% y corresponden a hemicelulosa 15%, sucrosa 5%, celulosa 4%, estaquiosa 3.8%, rafinosa 1.1% y otros azúcares 5.1%: pequeñas cantidades de arabinosa, glucosa y verbascosa.

Los hidratos de carbono de la soya se dividen en dos fracciones: soluble e insoluble. La fracción *soluble* está formada por azúcares como la sacarosa, rafinosa y estaquiosa, entre otros. La fracción *insoluble* corresponde a la *fibra dietética* (74, 75, 198).

Flatulencia

La formación de gases en el intestino a partir de la soya parece producirse por su contenido en los azúcares rafinosa, estaquiosa y verbascosa. Debido a la ausencia de la enzima necesaria, la alfagalactosidasa, estos azúcares no son digeridos por el ser humano. Se encuentran sobre todo en el frijol, la harina y la leche de soya. Por ejemplo, en la harina de soya desgrasada constituyen el 6%. Estos azúcares son utilizados, al parecer, por las bacterias intestinales que producen los gases bióxido de carbono, hidrógeno y metano. La producción de estos gases varía entre los individuos.

Datos recientes indican que el *tipo* de bacteria productora de gases en el intestino puede tener efectos benéficos. Las *bifidobacterias* son las bacterias intestinales que pueden utilizar la rafinosa de la soya. El resto de las bacterias intestinales no la utilizan o lo hacen en forma limitada. Por ello la soya puede incrementar el número de bifidobacterias. Hay estudios que indican que las bifidobacterias se relacionan con una mayor longevidad y un riesgo menor de desarrollar cáncer (133).

Fibra dietética de la soya

La definición más popular de fibra dietética la identifica con el material indigerible de las células de las plantas (172). Como hemos mencionado, durante el procesamiento de algunos alimentos de soya se pierde mucho de su contenido en fibra.

La fibra de soya contiene 6% de humedad, 12% de proteína, 0.2% de grasa, 4.5% de cenizas y 75% de fibra dietética. Estos porcentajes pueden variar de acuerdo al método de análisis.

Beneficios de la fibra de soya

En la actualidad se considera a la fibra dietética como un componente indispensable en cualquier dieta promotora de la salud (80, 111).

La fibra soluble en agua se relaciona con disminución del colesterol y mejor control de la *diabetes*; la fibra insoluble, con una mejor función intestinal. La fibra forma un gel esponjoso en el intestino que hace más lenta la liberación de los nutrimentos hacia la sangre. En la diabetes, un aumento lento y gradual del azúcar en la sangre es deseable (7, 68, 162, 165, 185, 186).

En estudios realizados en pacientes obesos con diabetes se encontró que la fibra de soya favoreció, en forma significativa, el retorno de la concentración de azúcar hacia niveles de ayuno (58,

131, 185, 186). Esto es, la fibra de soya mejora el control del azúcar en la diabetes.

Fibra de soya e hipoglucemia

Un estudio reportó mejor control del azúcar en la sangre, sin bajas abruptas, con la ingestión de fibra de soya. La fibra de soya parece ocasionar menor secreción de insulina (131). Esto nos dice que la fibra de soya puede mejorar los episodios de hipoglucemia o disminución del azúcar en la sangre.

Grasas de la soya

El contenido en grasas del frijol de soya entero es de aproximadamente el 20%, con base a peso seco. La mayor parte del *aceite* de soya, aproximadamente el 96%, son *triglicéridos*.

Más del 80% de los ácidos grasos del aceite de soya son *insaturados*, entre los que se encuentran los ácidos grasos omega 3; y 2% de fosfolípidos, otro tipo de grasa. Durante la refinación del aceite de soya, los fosfolípidos son removidos y forman lecitina, como subproducto.

Los ácidos grasos *insaturados* del aceite de soya corresponden a: el duodecanoico y el tetradecanoico 0.5-0.64%, el hexadecanoico y el palmitoleico 0.42-1.6; el oleico 10.9-60%, el linoleico

25-64.8%, el linolénico 0.3-12.1% y trazas del araquidónico.

Los ácidos grasos *saturados* de la soya corresponden a: el láurico 0-0.2%, el mirístico 0.1-0.4%, el palmítico 6.5-5.5%, el esteárico 2.4-5.5%, el aráquico 0.2-0.9% y el behénico 0.2-0.9.

Como vemos, predominan las *grasas insaturadas*, sobre todo en la forma de los ácidos grasos linoleico y oleico. Aproximadamente el 50% de la grasa del aceite de soya es ácido linoleico, una grasa poliinsaturada e indispensable para el organismo.

Con el objeto de disminuir el porcentaje de grasa se han desarrollado alimentos de soya bajos en este componente, como la leche de soya y el *tofu*.

El frijol de soya contiene aproximadamente 8% de ácido linolénico, un ácido graso poliinsaturado e indispensable en la dieta; esto significa que el organismo no puede producirlo, por lo cual debe recibirlo en la alimentación. El ácido linolénico es, además, un ácido omega 3. Los ácidos grasos omega 3 han móstrado efectos benéficos para la salud con respecto a enfermedades del corazón y el cáncer.

Los alimentos de soya no contienen colesterol y son bajos en grasas saturadas.

Vitaminas de la soya

En el frijol de soya maduro encontramos, en microgramos por gramo, las siguientes vitaminas: tiamina 11-17.5, riboflavina 3.4-3.6, niacina 21.4-23, piridoxina 7.1-12, biotina 0.8, ácido fólico 1.9, inositol 2300, caroteno (provitamina A) 0.18-2.43, vitamina E 1.4, vitamina K 1.9. Predominan la tiamina, niacina, piridoxina e inositol. No contiene vitaminas C o D.

Minerales de la soya

Los minerales del frijol de soya corresponden a cerca del 5% de su peso seco. En el frijol maduro encontramos: calcio 0.16-0.47%, fósforo 0.41-0.82%, magnesio 0.22-0.24%, cinc 37 mg/kg, hierro 90-150 mg/kg.

En resumen, el frijol de soya es rico en nutrimentos inorgánicos o minerales como el calcio, el fósforo, el hierro y el cinc, y en vitaminas del complejo B, como la tiamina, la niacina, y la piridoxina (198).

Los cuadros 5 y 6 muestran la composición, por 100 g y por raciones específicas, respectivamente, de varios alimentos de soya.

Cuadro 5
COMPOSICION APROXIMADA Y CONTENIDO EN NUTRIMENTOS SELECCIONADOS DE VARIOS ALIMENTOS DE SOYA.
*PORCIONES COMESTIBLES DE 100 g**

Componente	Frijol soya tostado	Leche de soya	Tofu firme	Tofu regular	Miso	Okara	Tempe
Agua (g)	2.0	93	70	85	41	82	55
Kcal	471	33	145	76	206	77	199
Proteína (g)	35.2	2.8	15.8	8.1	11.8	3.2	19.0
Grasas (g)	25.4	1.9	8.7	4.8	6.1	1.7	7.7
Hidratos de carbono (g)	36.6	1.8	4.3	1.9	28	12.5	17.0
Fibra cruda (g)	4.6	1.1	0.15	0.08	2.5	4.1	3.0
Calcio (mg)	138	4	205	105	66	80	93
Hierro (mg)	3.9	0.6	10.5	5.4	2.7	1.3	2.3
Cinc (mg)	3.1	0.23	1.57	0.8	3.3	**	1.8
Tiamina (mg)	0.1	0.16	0.16	0.08	0.1	0.02	0.13
Riboflavina (mg)	0.15	0.7	0.9	0.05	0.25	0.02	0.11
Niacina (mg)	1.4	0.15	0.38	0.2	0.86	**	4.6
Vitamina B-6 (mg)	0.21	0.4	0.09	0.05	0.22	**	0.3
Folacin (ug)	211	1.5	29.3	15.0	33	**	52.0

* Modificado de la referencia 131.
** Valores no reportados.

CONTINUACIÓN Y FIN DEL CUADRO 5.
(PORCIONES COMESTIBLES DE 100 g*)

Componente	Natto	Salsa de Soya (tamari)
Agua (g)	55	66
Kcal	212	60
Proteínas (g)	15.6	10.5
Grasas (g)	11.0	.0.1
Hidratos de carbono (g)	14.4	5.6
Fibra cruda (g)	1.6	0.0
Calcio (mg)	217	20
Hierro (mg)	8.6	2.38
Cinc (mg)	3.0	0.43
Tiamina (mg)	0.16	0.06
Riboflavina (mg)	0.19	0.15
Niacina (mg)	0.0	3.95
Vitamina B-6 (mg)	**	0.2
Folacín (ug)	**	18.2

* Modificado de la referencia 131.
** Valores no reportados.

CUADRO 6
COMPOSICIÓN APROXIMADA Y CONTENIDO EN NUTRIMENTOS SELECCIONADOS DE VARIOS ALIMENTOS DE SOYA EN *RACIONES ESPECIÍFICAS**

	Frijol soya tostado	Leche de soya	Tofu firme	Tofu regular	Miso	Okara	Tempe
Componente	1/2T**	1/2T	1/4B***	1/4B	1/2T	1/2T	1/2T
Agua (g)	1.7	112	57	98	57	50	45.6
Kcal	405	39	118	88	284	47	165
Proteína (g)	30.3	3.3	12.8	9.4	16.3	2.0	15.7
Grasas (g)	21.8	2.3	7.1	5.6	8.4	1.1	6.4
Hidratos de carbono (g)	28.9	2.2	3.5	2.2	38.6	7.7	14.1
Fibra cruda (g)	4.0	13.2	0.12	0.09	3.1	2.5	2.5
Calcio (mg)	119	5	166	122	92	49	77
Hierro (mg)	3.4.	0.7	8.48	6.2	3.8	0.79	1.9
Cinc (mg)	2.7	0.27	1.27	0.93	4.6	****	1.5
Tiamina (mg)	0.09	0.19	0.13	0.09	0.13	0.01	0.11
Riboflavina (mg)	0.13	0.08	0.08	0.60	0.35	0.01	0.09
Niacina (mg)	1.2	0.18	0.31	0.23	1.19	****	3.8
Vitamina B-6 (mg)	0.18	0.05	0.08	0.06	0.3	****	0.25
Folacín (ug)	182	1.8	23.7	17.4	45.5	****	43.2

* Modificado de la referencia 131.
** Taza
*** Bloque de tofu.
**** Valores no reportados.

CONTINUACION Y FINAL DEL CUADRO 6
*RACIONES ESPECÍFICAS**

	Natto	Salsa de soya (tamari)	Frijol de soya hervido
Componente	1/2 Taza	1 cucharadita	1/2 Taza
Agua (g)	48.4	11.9	**
Kcal	187	11.0	149
Proteína (g)	15.6	1.9	14.3
Grasas (g)	9.7	0.02	7.7
Hidratos de carbono (g)	12.6	1.0	8.5
Fibra cruda (g)	1.4	0.0	1.8
Calcio (mg)	191	4	88
Hierro (mg)	7.6	0.43	4.4
Cinc (mg)	2.7	0.08	1.0
Tiamina (mg)	0.14	0.01	0.1
Riboflavina (mg)	0.17	0.27	0.3
Niacina (mg)	0.0	0.71	0.3
Vitamina B-6 (mg)	**	0.36	0.2
Folacín (ug)	**	3.3	46.2

* Modificado de la referencia 131.
** Valores no especificados.

Los valores nutrimentales pueden variar de los estándares industriales o de los productos comerciales industriales individuales.

PARTE II

PROPIEDADES PREVENTIVAS Y CURATIVAS DE LA SOYA

Como hemos mencionado en capítulos previos, la relación entre alimentación y enfermedad crónica parece estar mediada por la presencia de ciertas sustancias contenidas en los alimentos vegetales. Estas sustancias son los *fitoquímicos*. Dentro de las diversas clases de fitoquímicos, *las isoflavonas son los fitoquímicos característicos de la soya* (151).

Las isoflavonas son fitoestrógenos

¿Qué son los fitoestrógenos?

En 1926 Dohrn y colaboradores reportaron que las plantas contienen sustancias capaces de inducir el estro o periodo de celo en los animales. Debido a este efecto, a dichas sustancias se les dió el nombre de *fitoestrógenos* (de *phytón*, planta, y *estro*, celo). Para 1975 se habían reportado más de 300 plantas con esta actividad.

En las plantas comestibles para el ser humano, los fitoestrógenos más comunes corresponden a sustancias genéricamente conocidas como *isoflavonas, coumestanos*, y *lactonas del ácido resorcíclico*.

Los *coumestanos* están presentes en el forraje y las leguminosas. El más común es el *coumestrol*.

Las *lactonas del ácido resorcíclico* con actividad estrogénica son micotoxinas: toxinas producidas por los hongos. La *zearalenona* es la más común.

Las *isoflavonas* son los fitoquímicos característicos de la soya. Las isoflavonas tienen semejanza, en su estructura química, con los estrógenos producidos por los animales mamíferos, incluido el ser humano (Ver figura 1).

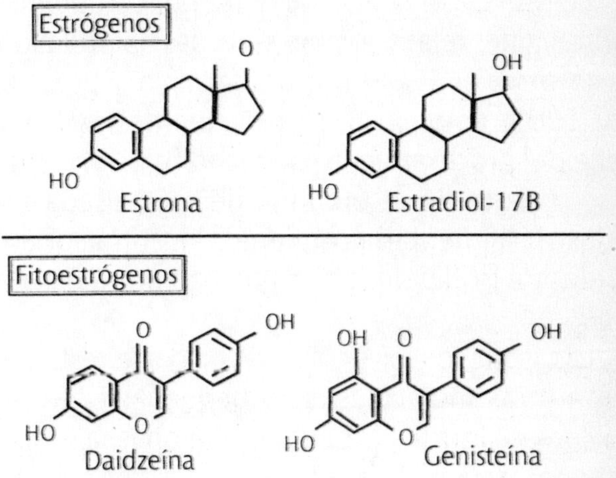

Figura 1. Similitud estructural entre los estrógenos y los fitoestrógenos (modificado de la referencia 164).

Las isoflavonas tienen un efecto estrogénico *débil*, entre 0.002 y 0.001 en comparación a los estrógenos como el 17 beta-estradiol (169). Otros autores mencionan que el efecto estrogénico débil de las isoflavonas fluctúa entre 0.01 y 0.001 (167).

Las principales isoflavonas de los alimentos a base de soya y de la proteína de soya son la *genisteína*, la *daidzeína* y la *glicetina* (121).

Los alimentos de soya varían en su contenido de isoflavonas (191). Estas diferencias se deben a las características del procesamiento del frijol de soya, el tipo de proteína y el grado de su incorporación al alimento considerado.

El frijol de soya se caracteriza por contener concentraciones relativamente elevadas de isoflavonas, hasta de 100 a 300 mg de daizeína y genisteína por 100 gramos (51). La proteína de soya se obtiene del procesamiento de dicho frijol. Por ello, la mayor parte de la proteína de soya usada en la industria alimentaria contiene concentraciones variables de isoflavonas que fluctúan entre 0.1 y 3.0 mg/g.

Las isoflavonas, en su mayor parte, están *unidas* a otras moléculas; sólo pequeñas cantidades existen en forma libre. Las isoflavonas, al unirse a otras moléculas, forman *conjugados glucosídicos*, llamados simplemente *glucósidos*. Dicho de otra forma: las isoflavonas no se encuentran como tales, sino unidas a otras moléculas, con las cuales forman un compuesto más complejo.

Los glucósidos tienen dos componentes. Primero: un hidrato de carbono (un azúcar simple como la *glucosa*); segundo: un componente que no es un hidrato de carbono (en nuestro caso, las *isoflavonas*). Al segundo componente se le llama *aglicona*. Al compuesto resultante de la *unión* de los dos componentes, el azúcar y la aglicona, se le llama *glucósido*. Como consecuencia: es necesario separar las isoflavonas de su unión a los azúcares, para poder obtenerlas en forma libre o pura.

En resumen, las isoflavonas se encuentran sobre todo en forma de glucósidos. Estos tienen nombres químicos un tanto complejos como: 6"-O-malonil*glucósido* y 6"-O-acetil*glucósido*. En estos nombres la palabra "glucósido" se refiere a la glucosa. La glucosa es el azúcar simple o hidrato de carbono presente en ese tipo de glucósidos.

El esquema siguiente puede ayudar a entender el concepto de glucósido:

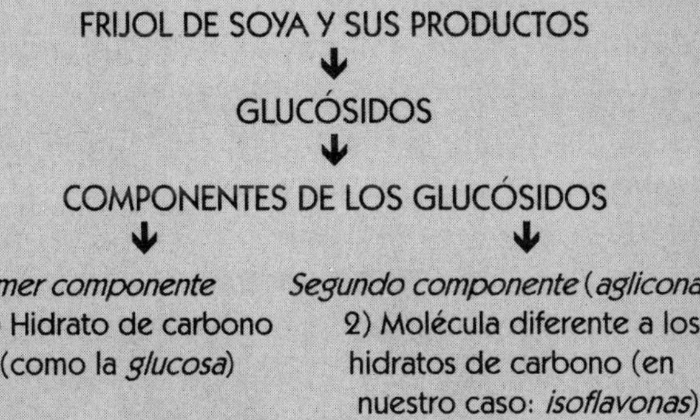

Contenido de isoflavonas en los productos de soya

Como hemos señalado, el contenido de isoflavonas en los productos de soya no es igual (8, 51). El cuadro 7 presenta las concentraciones de isoflavonas en diversos alimentos de soya.

La *harina de soya* contiene todas las isoflavonas presentes en el frijol de soya entero.

La *leche de soya entera* y el *tofu* tienen concentraciones de isoflavonas –en peso seco o en relación al contenido en proteínas– similares a las de la harina de soya.

Las concentraciones de isoflavonas del *concentrado proteínico de soya* dependen del medio en el cual se realiza el lavado durante su producción a partir de la harina de soya. El lavado con alcohol *disminuye* sustancialmente el contenido de isoflavonas. Es conveniente señalar que, en estudios en animales, la soya carente de isoflavonas no muestra efecto protector en relación al cáncer de mama.

El *aislado proteínico de soya* tiene un contenido de isoflavonas inferior. Existen nuevas preparaciones con un contenido de isoflavonas cercano al de la harina de soya o al del concentrado proteínico.

Cuadro 7

CONTENIDO APROXIMADO DE ISOFLAVONAS EN ALIMENTOS DE SOYA SELECCIONADOS*

Alimento de soya	Isoflavonas totales (mg)
Leche de soya (1 taza)	40
Tofu (1/2 taza)	40
Tempe (1/2 taza)	40
Miso (1/2 taza)	40
Proteína vegetal texturizada (cocida) (1/2 taza)	35
Harina de soya (1/2 taza)	50
Frijol de soya cocido (1/2 taza)	35
Botana de soya (1 onza)	40

* Modificado de la referencia 133.

Después de ser ingeridos, los glucósidos de la soya llegan al intestino, donde las bacterias, a través de enzimas llamadas *glucosidasas*, separan sus dos componentes: el azúcar y las isoflavonas (genisteína y daidzeína).

Las isoflavonas, después de ser separadas de la molécula de glucósido por la actividad enzimática de las bacterias intestinales, son *absorbidas* por el intestino y transportadas, a través de las venas, hacia el *hígado*. El hígado nuevamente une las isoflavonas a otras moléculas llamadas *ácido glucurónico* y a *sulfatos*. Entre el hígado y el intestino se establece una circulación: el intestino absorbe isoflavonas, la cuales llegan al hígado; el hígado, a su vez, excreta isoflavonas, las cuales son reabsorbidas por el intestino. En el hígado, como mencionábamos, las isoflavonas vuelven a unirse a otras moléculas. Debido a que el ácido glucurónico no es un azúcar simple sino un azúcar derivado, al compuesto resultante no se le llama glucósido, sino *glucurónido*. Estudios realizados en mujeres han revelado que esta unión también puede ocurrir en el intestino (170).

Estudios publicados en 1996 señalan que la actividad de las bacterias permite explicar porqué los alimentos de soya *fermentados* tienen cantidades más altas de genisteína: las bacterias actúan sobre la *genistina*, y producen *genisteína* (69). El cuadro 8 muestra estas diferencias.

CUADRO 8
CONTENIDO EN GENISTEINA Y GENISTINA (ISOFLAVONAS) EN ALIMENTOS DE SOYA FERMENTADOS Y NO FERMENTADOS*

ALIMENTO	GENISTEINA (microgramos por gr.)	GENISTINA (microgramos por gr.)
No fermentados		
Frijol de soya	4.6 - 18.2	200.6 - 968.1
Leche de soya y tofu	1.9 - 13.9	94.8 - 137.7
Fermentados		
Miso y Natto	38.5 - 229.1	71.7 - 492.8

* Modificado de la referencia 69.

Concentraciones de isoflavonas en la sangre de las personas que ingieren soya

Es improbable que las concentraciones sanguíneas de isoflavonas, *aún en las personas que ingieren altas cantidades de soya*, sobrepasen las 5 micromolas (una medición) por litro. Esto se ha confirmado: las personas con ingestión alta de soya tienen concentraciones de genisteína en el plasma de 1 a 4 micromolas por litro (19). Estas concentraciones se consideran fisiológicas o normales, ya que son las provenientes de la dieta.

Excreción de las isoflavonas

La excreción se realiza a través del riñón y, en menor proporción, en las heces.

En un estudio realizado en 11 varones y 9 mujeres que ingirieron soya, *tofu* o proteína texturizada durante 9 días, los isoflavonoides (nombre genérico de las isoflavonas) que se encontraron en la orina fueron: la daidzeína, la genisteína, y otros derivados de los fitoestrógenos como el equol y la O-desmetilangolensina (109).

Resumen

El siguiente esquema resume la secuencia de eventos mencionados, desde la ingestión hasta la excreción de las isoflavonas:

INGESTIÓN DE SOYA
⬇
INGESTIÓN DE GLUCÓSIDOS CONTENIENDO
ISOFLAVONAS
⬇
ACTIVIDAD ENZIMÁTICA DE LAS BACTERIAS
INTESTINALES
⬇
SEPARACIÓN DE LOS DOS COMPONENTES DE LOS
GLUCÓSIDOS
⬇
GENISTEÍNA Y DAIDZEÍNA (isoflavonas)
⬇
HIGADO ⇨ CIRCULACIÓN ENTEROHEPÁTICA
⬇
UNIÓN DE LAS ISOFLAVONAS A ÁCIDO
GLUCURÓNICO Y SULFATOS
⬇
EXCRECIÓN (orina y heces fecales)

¿Son seguras las isoflavonas?

No existen pruebas que sugieran que la ingestión de isoflavonas, en las cantidades presentes en los alimentos a base de soya, tenga efectos adversos en los seres humanos. No hay ejemplos específicos en seres humanos, aun en las poblaciones que han consumido soya durante *miles de años*, ni se tiene evidencia de efectos adversos de las fórmulas a base de soya en los lactantes, a pesar de que su uso tiene más de 30 años.

Probablemente esto se deba a que resulta difícil para una persona ingerir cantidades suficientes de isoflavonas, a partir de los alimentos de soya, como para producir efectos tóxicos semejantes a los reportados en animales (46). Sin embargo, dado que ya existen isoflavonas en forma de suplementos separados de los alimentos de soya, podrían alcanzarse dosis tóxicas, aunque hasta la fecha no se tienen datos. En el caso de que se ingieran isoflavonas en forma de suplementos, es recomendable la supervisión médica (21, 122, 169, 172, 173, 196).

Setchel y colaboradores señalan, en 1997, que los estudios a largo plazo nos revelarán los efectos potencialmente adversos, si es que existen, de la exposición a los fitoestrógenos en etapas tempranas del desarrollo del ser humano. Estudios en animales sugieren que una exposición temprana a las isoflavonas puede ser benéfica. Por ejemplo, en estudios realizados en ratas bebés, la exposición a la genisteína les produjo una mayor resistencia, en años posteriores, contra el cáncer de mama inducido químicamente. Esto podría representar efectos protectores de largo alcance (167).

El uso del frijol de soya y sus productos tiene varios miles de años en los pueblos asiáticos y constituye evidencia positiva a favor de que los alimentos a base de soya son seguros (174).

Estudios en monos –una especie genéticamente cercana al ser humano–, dados a conocer en 1996, han mostrado que las isoflavonas no afectan en forma adversa el sistema reproductivo en ambos sexos. Esto ha sido evaluado con mediciones de las hormonas reproductivas y el peso de los órganos en la autopsia. Los resultados sugieren que las isoflavonas de la soya, en monos *rhesus peripuberales*, disminuyen el riesgo de padecer enfermedades cardiovasculares, sin efectos adversos sobre el sistema reproductivo (11).

De acuerdo con la revisión de Clarkson y colaboradores de 1995, en el ser humano:

a) No existe evidencia epidemiológica de que las isoflavonas tengan efectos adversos sobre el aparato genital, como se ha reportado en estudios preliminares realizados en ratas y ovejas.

b) No se tienen datos de que, incluso el consumo alto de alimentos de soya, ocasione adelanto de la pubertad en las mujeres, o retraso de la pubertad en los varones, como se ha reportado en estudios preliminares en ratas.

En resumen, las concentraciones de isoflavonas en el plasma de la sangre a partir de la ingestión de soya y sus productos, bien procesados o cocinados, de acuerdo con la evidencia epidemiológica actual, son seguras. Desde un punto de vista científico los estudios continúan y nos permitirán conocer más acerca de dosis o concentraciones tóxicas, sobre todo durante etapas tempranas del desarrollo. En los pueblos que tradicionalmente ingieren soya no se han reportado efectos adversos.

En los Estados Unidos de América, la ingestión de soya y derivados va en aumento, gracias a la investigación científica que ha descubierto sus efectos promotores de la salud. En ese país, a pesar de que la soya es un alimento relativamente *nuevo*, procedente de una cultura diferente, un estudio reciente reveló que *26 millones* de estadunidenses han cobrado conciencia de sus beneficios y ya lo incluyen en la dieta (135).

CAPÍTULO 4

LA SOYA Y EL CÁNCER

La alimentación y el cáncer

Diversos estudios han identificado a la dieta como un importante factor relacionado con el desarrollo del cáncer (14, 23, 17, 85, 151,152, 153). La ingestión de un exceso de *grasa saturada*, por ejemplo, se relaciona con el desarrollo de los cánceres de colon, recto y próstata.

La relación entre dieta y cáncer tiene que ver no sólo con lo que se ingiere, sino también con lo que *no se ingiere*. Por ejemplo, disminuir los vegetales en la alimentación parece contribuir al desarrollo de varios tipos de cáncer. La explicación del efecto protector de la comida vegetal parece residir en el hecho de que los vegetales contienen gran variedad de sustancias, como los *fitoquímicos*, con propiedades *anticarcinógenas*, es decir, que actúan contra el desarrollo del cáncer (153). Las sustancias de las plantas con actividad potencialmente anticarcinogenética son diversas. Incluyen los fitoquímicos, algunas vitaminas y minerales. La soya es particularmente rica en fitoquímicos. Las sustancias mencionadas pueden alterar cada etapa del desarrollo del cáncer −iniciación, promoción y progresión−, generalmente en el sentido de disminuir su desarrollo.

Los mecanismos anticarcinogénicos incluyen:

a) Inducción de enzimas de fase II −solubilizadoras y neutralizantes−, como las que realizan los glucosinolatos, indoles, tiocianatos, isotiocianatos, fenoles y coumarinas.

b) Bloqueo de procesos que originan carcinógenos como la nitrosamina, y que realizan el ascorbato y los fenoles.

c) Acción antioxidante como la de los flavonoides y carotenoides.

d) Modificación de la estructura de las membranas celulares, efectuada por carotenoides y esteroles solubles en lípidos.

e) A través de mecanismos misceláneos, como los producidos por los fitoestrógenos de la soya: favorecen la diferenciación celular, la antioxidación e inhiben la formación de nuevos vasos sanguíneos, entre otros.

Por lo anterior, *los alimentos vegetales parecen disminuir, en general, el riesgo de cáncer* (184).

Las diferencias con respecto a cada tipo de cáncer parecen depender de la exposición a iniciadores y promotores del cáncer y a la susceptibilidad genética de los individuos.

Como hemos mencionado en capítulos previos, los fitoquímicos –y la soya es rica en ellos– constituyen uno de los avances más significativos de los últimos años en la comprensión de la relación entre alimentos y enfermedad crónica (131).

La soya, de acuerdo con múltiples datos, es un alimento relacionado con la disminución de ciertos tipos de cáncer. La investigación científica de la soya es relativamente reciente, tiene apenas unas cuántas décadas. Se ha realizado desde diversos enfoques: epidemiológicos, laboratoriales, cultivo de tejidos, experimentos en modelos animales y, recientemente, estudios prospectivos en seres humanos (99, 105, 106). Los resultados, tomados en conjunto, tienden a converger: la soya, las sustancias que contiene, o ambas variables, son capaces de disminuir el riesgo de cáncer (107, 177, 206).

Iniciaremos nuestra exposición de la relación entre soya y cáncer con ciertos conocimientos acerca de las células, el ADN –asiento de los genes–, las etapas del cáncer, las defensas del organismo y la comunicación en las células. Después revisaremos las evidencias científicas que permiten pensar que la soya puede proteger al individuo ante el desarrollo del cáncer.

Las células y el ADN

El organismo se encuentra formado, aproximadamente, por 100 trillones de células. Cerca de diez millones de células se dividen cada minuto. La *forma* en que se reproducen o dividen es de gran importancia. Las células, normalmente, se dividen en forma *ordenada*. Sin embargo, bajo el efecto de ciertas sustancias o condiciones, una célula puede dividirse en forma *desordenada*. Al reproducirse en forma desordenada, origina más células que se reproducen de la misma manera. Las células anormales, en ciertas circunstancias, forman masas llamadas *tumores*. Los tumores pueden o no invadir los tejidos vecinos o distantes y originar lo que se conoce como *metástasis* (128).

Las células tumorales tienen ADN alterado

De acuerdo con un modelo basado en la moderna ciencia de la Biología Molecular, el cáncer es un proceso complejo en el cual el ADN resulta alterado por varios factores favorecedores –*carcinógenos*–, en tal forma, que la célula se divide desordenadamente.

Cada vez que una célula se divide, existe la posibilidad de que el ADN se altere. La alteración puede ocurrir, entre una vez en 1 millón y una vez en 100 millones.

Las células tumorales han perdido su diferenciación

Después de que una célula se divide, normalmente empieza a especializarse, a diferenciarse, y se convierte en una célula característica del hígado –hepatocito–, del cerebro –neurona–, del riñón, y así con el resto de células. Estas células *diferenciadas* forman los tejidos, los órganos y los sistemas del organismo.

La célula que da origen a un tumor no sigue el patrón descrito. Las células tumorales *no se diferencian*: permanecen con grados diversos de indiferenciación y no se especializan como lo hacen las células normales. En vez de diferenciarse e integrarse dando origen a la función normal de un órgano específico, forman tumores.

El ADN -los genes- posee información para producir proteínas

El ADN o ácido desoxirribonucleico es el asiento de los genes. Contiene la información necesaria para la producción de las *proteínas* de un organismo. Las funciones del organismo –metabolismo, reproducción, respiración, defensas inmunes, movimiento, entre muchas otras– dependen de las proteínas.

Una célula *normal*, a través de la información contenida en el ADN, produce proteínas en cantidades y en tiempos oportunos; estas proteínas, a su vez, mantienen las funciones de las células. Entre estas funciones se encuentra la reprodución o división celular.

En una célula *anormal* (tumoral), ciertos genes están alterados. Por ello producen proteínas anormales, en cantidad o en forma. Esto altera la reproducción normal de las células y puede originar un tumor: una reproducción celular anormal. Aproximadamente la mitad de los genes alterados producen cierto tipo de enzimas llamadas *tirosina cinasas*, importantes en el proceso de reproducción *anormal* de las células. Como explicaremos más adelante, la genisteína de la soya es capaz de inhibir a las tirosina cinasas y contribuir a la detención de la reproducción anormal de las células (18).

La comunicación en las células

La comunicación *entre* las células y la comunicación *dentro* de las células son procesos esenciales para la organización, diferenciación y coordinación del organismo.

La necesidad del organismo de mantener su estructura y a la vez adaptarse al medio ambiente es decisiva para su bienestar. Para lograrlo, los sistemas vivos han desarrollado células altamente diferenciadas capaces de establecer redes de comunicación que coordinan las estructuras y las funciones de la vida (39).

Las células utilizan, como mensajeros *químicos*, diversas sustancias a través de las cuales se transfiere la información. El mensajero químico puede ser una hormona, un neurotransmisor, un *factor de crecimiento*, las citoquinas, y otros más. El mensaje que recibe la célula es una señal para modificar o modular sus propiedades.

Los mensajeros químicos generalmente interactúan con *receptores* situados en la superficie de las células, o bien, con una *molécula aceptora*, una proteína que los acepta. Esta interacción, entre el mensajero químico y el receptor o molécula aceptora, ocasiona cambios que desencadenan procesos químicos y físicos en la célula; por ejemplo, modificaciones de la actividad enzimática, del metabolismo, de las propiedades de los canales de iones, de los genes y muchos otros eventos bioquímicos más (192). Todos estos cambios pueden modular las funciones de las células, entre ellas, la reproducción o proliferación.

Como veremos más adelante, ciertas sustancias de la soya, como la genisteína, son capaces de modificar la función de las células a través de su interacción con los receptores. Desde esta perspectiva, la soya o sus sustancias parecen contener información favorable para el bienestar de las células y del individuo.

El ciclo celular

El ciclo celular se compone de 4 fases.

La *fase G1*: la célula aumenta de tamaño y se prepara para copiar el ADN.

La *fase S (síntesis)*: se copia el ADN. Después de que el ADN se ha duplicado, se inicia la fase siguiente.

La *Fase G2*: la célula se prepara para la división celular o reproducción, llamada mitosis.

La *Fase M*: la célula se divide y origina dos células hijas. Cada una de ellas contiene un juego completo del ADN de la célula madre.

La célula hija puede ingresar a la fase G1 y recorrer, nuevamente, todas las fases; o bien, puede quedar detenida en forma temporal o permanente, sin repetir el ciclo. De este modo, una célula puede estar dividiéndose o no. Como lo muestran diversos estudios, la genisteína de la soya es capaz de *detener* el ciclo celular entre las fases G1 y S.

Etapas en el desarrollo del cáncer.

El desarrollo de los tumores es un proceso complejo y, en general, puede dividirse en tres etapas (193, 194):

a) Iniciación.

b) Promoción.

c) Progresión.

El siguiente esquema muestra la secuencia de las etapas mencionadas:

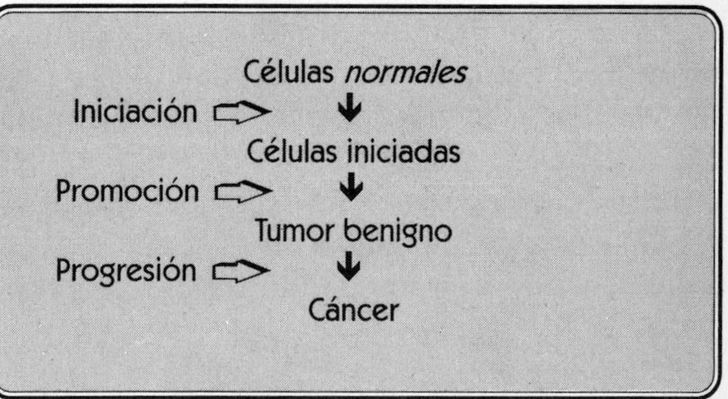

a) Iniciación

La alteración de los genes se llama *mutación*. Las mutaciones, frecuentemente, ocurren por factores externos; en el caso de los tumores, por procesos *físicos* como las radiaciones; por sustancias *químicas*, conocidas como *carcinógenos*, o por factores *biológicos*, como ciertos virus. En otras ocasiones, las mutaciones pueden ser *espontáneas*. Las células en esta etapa son células cuyo ADN ha sufrido una mutación.

b) *Promoción*

La mayoría de las células anormales, después de haber sido iniciadas, probalemente permanecen inactivas, hasta que una sustancia *promotora* las activa. Los promotores inducen a las células iniciadas a reproducirse. Ciertas hormonas y también sustancias químicas (por ejemplo las contenidas en el tabaco) pueden actuar como promotores. El lapso entre la iniciación y la promoción es variable y poco conocido; puede durar décadas. Al parecer requiere que los promotores actúen por periodos *prolongados* de tiempo. Esta etapa habitualmente excede los 10 años, por lo cual representa una oportunidad para revertir el proceso canceroso (65). La promoción es un proceso *reversible*. Existe evidencia de que cambios en la alimentación pueden modificarlo favorablemente. El objetivo de la prevención del cáncer con sustancias, alimentarias o no, es evitar el desarrollo y la progresión de las células precancerosas, con el fin de disminuir la incidencia de dicha enfermedad y la mortalidad que ocasiona (4).

c) *Progresión*

En esta fase el tumor adquiere características que le permiten *crecer* en tamaño y diseminarse a otros sitios originando metástasis. En la progresión, la formación de *nuevos vasos sanguíneos* es un elemento necesario. Un tumor no puede crecer si no recibe suficiente aporte de sangre. La necesidad o dependencia de las células tumorales de nuevos vasos sanguíneos resulta importante para entender la relación entre la soya y el cáncer. La soya contiene sustancias, como la genisteína, capaces de *inhibir* la formación de nuevos vasos sanguíneos, por lo cual potencialmente puede inhibir la progresión de los tumores.

Las defensas del organismo

El organismo no se encuentra inerme ante los cambios que hemos reseñado. Posee defensas que lo protegen. Mencionamos las siguientes defensas:

a) *La reparación del ADN*

La mayoría de las alteraciones del ADN, probablemente, son reparadas por el propio ADN y el organismo. Esto se logra mediante una serie de proteínas, llamadas *enzimas*, que corrigen las imperfecciones del ADN. Este proceso de reparación necesita ocurrir *antes* de que la célula se reproduzca. Esto introduce una noción de tiempo, de oportunidad, en el proceso de reparación del ADN. Entre *más rápido* se divide una célula, existe *menos tiempo* para realizar los procesos de reparación, y la probabilidad de una alteración del ADN se incrementa.

b) *La destoxificación de carcinógenos*

El organismo cuenta con procesos capaces de eliminar o neutralizar las sustancias, conocidas como carcinógenos, que pueden alterar el ADN. Una clase de proteínas, las enzimas, realizan esta función. Además, ciertos alimentos como el brócoli, contienen sustancias que la favorecen. La vitamina C es capaz de impedir la formación de carcinógenos a partir de los nitratos; la fibra de ciertos alimentos puede aumentar la excreción de carcinógenos. Todos estos efectos actúan contra el desarrollo del cáncer (14, 82, 152).

c) *Las defensas inmunes*

De acuerdo con la *teoría de la vigilancia inmune* de Burnet, las defensas inmunes son capaces de identificar y eliminar células tumorales. Un tipo de célula del sistema inmune, las células NK, son capaces de destruir células tumorales.

Evidencias de que la soya disminuye el riesgo de cáncer

En las últimas décadas los datos procedentes de la investigación científica tienden a converger, informándonos que la soya o sustancias de la misma tienen un efecto protector para el individuo al disminuir la incidencia de diversos tipos de cáncer. Hay abundantes pruebas de que la soya es anticarcinógena (93). Aunque dentro de un mismo enfoque de investigación, por ejemplo el epidemiológico, las evidencias no siempre concuerdan, tomados en conjunto los resultados permiten fundamentar que la soya puede tener un papel importante en la prevención de ciertos tipos de cáncer. En los párrafos siguientes revisaremos evidencias epidemiológicas y laboratoriales *in vitro*, provenientes de experimentos en animales y en cultivos de tejidos y células tumorales *humanas*. En nuestros días se han iniciado ya varios estudios en seres humanos.

La evidencia epidemiológica

a) *Estudios entre las poblaciones*

Las variaciones en la incidencia del cáncer entre las poblaciones se han atribuido, en parte, a diferencias en la ingestión de alimentos. La soya marca diferencias entre los grupos humanos que la consumen y los que no lo hacen. Gran parte de los datos disponibles descubren que la soya y sus derivados pueden disminuir el riesgo de desarrollar cáncer (144), en particular los de *mama*, *próstata* y, probablemente, *colon* (96, 132, 178). También hay evidencias de que la soya disminuye la tasa de cáncer del *endometrio* (el recubrimiento interno del útero), entre otros (77, 90).

El cuadro 9 muestra que la ingestión de soya puede ser un factor en la disminución del cáncer de mama y de próstata en las poblaciones que, como las de China y Japón, ingieren soya, en comparación a las que no la ingieren. Las poblaciones que ingieren soya tienen una tasa menor de cáncer de mama y de próstata.

Cuadro 9
MORTALIDAD POR CÁNCER DE MAMA Y PRÓSTATA, E INGESTIÓN DE SOYA*

Ciudad	Ingestión de soya (g/d)	Tasa de cáncer de mama	Tasa de cáncer de próstata
Japón	29.5	6.0	3.5
Korea	19.9	2.6	0.5
Hong Kong	10.3	8.4	2.9
China	9.3	4.7	Desconocida
Estados Unidos	**	22.4	15.7

* Modificado de la referencia 133.
** Insignificante

b) *Estudios dentro de una misma población*

Después de analizar las diferencias *entre* las poblaciones que ingieren soya y las que no lo hacen, por ejemplo los pueblos asiáticos y los del continente americano, resulta útil investigar qué sucede con las personas dentro de una *misma* población. Las diferencias *entre* las poblaciones bien pueden ser debidas a *otros* factores, diferentes a la soya, por lo cual es necesario investigar dentro de una misma población. Al eliminar variables capaces de confundir los resultados, este enfoque permite analizar con mayor detalle la relación entre soya y cáncer. Investigaciones de este tipo encuentran lo mismo: las personas que ingieren soya tienen una tasa menor de cáncer, en comparación a las que no lo hacen. Este efecto protector es mayor cuando las personas ingieren diariamente soya, en comparación a ingestas menos frecuentes. El efecto protector se manifiesta en varios sitios del cuerpo: la mama, el colon, el recto, el pulmón, el estómago y, posiblemente, la médula ósea (18, 20, 40, 134, 135).

Aunque los estudios epidemiológicos no siempre concuerdan, la ingestión de alimentos de soya no fermentados, como el tofu y la leche de soya, son protectores contra el cáncer. Estos efectos se manifiestan tanto en los cánceres relacionados con hormonas como en los que no lo están. No hay evidencia de que la soya incremente el riesgo de contraer cáncer (133).

Estudios de cánceres específicos:

1.- *Cáncer de mama*

Epidemiológicamente, las mujeres asiáticas tienen tasas bajas de cáncer de mama. Las mujeres asiáticas ingieren de 20 a 50 veces más soya que las mujeres en los Estados Unidos, donde las tasas de dicho cáncer son más altas (ver el cuadro 9).

En estudios en 200 mujeres con cáncer de mama y 420 sin él, realizados en Singapur, China, se encontró una relación inversa entre las mujeres premenopáusicas que ingerían soya y el riesgo de desarrollar cáncer de mama (143). Esto significa que, entre mayor era su ingestión de soya, menor era el riesgo de contraer cáncer de mama. Las mujeres con riesgo más bajo ingerían 55 g de soya (aproximadamente dos raciones de soya diariamente). No todos los estudios han coincidido en este resultado.

Otro estudio midió en nanogramos por mililitro las isoflavonas de la soya en el suero de la sangre de 13 mujeres sanas, en 10 mujeres con cáncer de mama tratado durante más de tres años y en 13 mujeres con cáncer de mama no tratado. Las mujeres *sanas* tuvieron concentraciones mayores de genisteína y daidzeína –isoflavonas de la soya–, comparadas con las mujeres con cáncer de mama. Genisteína: l3.2 ng por ml, en las mujeres sanas, y menos de 7.1, en las mujeres enfermas, tratadas o no. Daidzeína: 6.6 ng por ml, en las mujeres sanas, y menos de 3.3 ng por ml, en las mujeres enfermas. Las mujeres con cáncer de mama tuvieron una concentración *menor* de genisteína y daidzeína en la sangre, en comparación a las mujeres sanas (31).

Estudios comparativos entre inmigrantes asiáticos y personas de ascendencia asiática nacidas en los Estados Unidos, sugieren que el efecto protector de la soya en la poblaciones asiáticas puede ocurrir en edades tempranas de la vida. Esto es compatible con estudios que señalan que en animales *recién nacidos o prepúberes*, un tratamiento corto con isoflavonas *disminuye el cáncer de mama inducido por un carcinógeno*. El mecanismo identificado fue un aumento de la proporción de células *diferenciadas* en la glándula mamaria (136).

2.- *Cáncer de próstata*

Un estudio que incluyó 8 000 individuos, realizado en Hawaii durante 20 años, encontró que los varones que ingerían *tofu* –queso de soya– diariamente tenían *tres veces menos* riesgo de padecer cáncer de próstata en comparación a los que lo ingerían una o menos veces a la semana. La soya –en este caso como *tofu*– disminuyó el riesgo de desarrollar cáncer de la próstata (71, 119, 133).

3.- *Cáncer de colon y recto*

En estudios realizados en Japón, las personas que ingerían *frijol de soya* o *tofu* disminuyeron en más del 80% el riesgo de contraer cáncer de recto frente a quienes no lo hacían. En el caso del cáncer de colon, se encontró que el *frijol de soya* y el *tofu* disminuyen aproximadamente 40% del riesgo. La ingestión de *una a dos raciones a la semana* de alimentos a base de soya produjo una protección importante (133).

Un estudio realizado en China, reportó que los individuos que *ocasionalmente* ingerían soya, tuvieron *tres veces más riesgo* de desarrollar cáncer de recto, en comparación a los que la ingerían con mayor frecuencia (133, 95).

4.- *Cáncer de estómago*

Estudios realizados en China revelaron que las personas que ingerían *leche de soya* en forma frecuente, tenían un riesgo 50% menor de padecer cáncer de *estómago* en comparación a las que no lo hacían (209).

Otro estudio realizado también en China descubrió que el riesgo de cáncer de estómago es 40% menor cuando las personas ingieren soya frecuentemente (133).

5.- *Cáncer de pulmón*

Estudios realizados en China, en cerca de 1 500 varones, enseñaron que el riesgo de cáncer de *pulmón* es aproximadamente 50% menor cuando se ingiere *tofu*, que cuando no se ingiere. No todos los estudios han sido consistentes con este resultado (181).

Otro estudio, realizado en Hong Kong en más de 200 *mujeres* chinas, mostró que ingerir diariamente *tofu* y otros alimentos de soya, disminuye, aproximadamente en un 50%, el riesgo de cáncer de *pulmón* (133).

La evidencia laboratorial
(estudios in vitro)

Este tipo de experimentos permiten investigar los efectos de la genisteína sobre las células tumorales, particularmente en la fase de *promoción*, y también sus efectos terapéuticos (188). La mayoría de los estudios en cultivos de tejidos se han realizado con *células tumorales humanas.*

Los resultados de los estudios *in vitro* informan que la *genisteína* es capaz de inhibir enzimas importantes para la reproducción de las celulas tumorales. Por ejemplo: las enzimas *tirosina cinasas*, *topoisomerasas del ADN* y otras. La genisteína puede suprimir el crecimiento de un *amplio rango* de células cancerosas. En general, el grado de inhibición de la proliferación celular de los tumores, producida por la genisteína, depende del tipo de célula tumoral. Por ejemplo, las células del tumor de mama (MCF-7 y otras) se inhiben con una concentración de 6 a 10 microgramos por mililitro.

La evidencia procedente de experimentos en animales

Los modelos animales se emplean para investigar los efectos *preventivos* de diversas sustancias. Habitualmente, el cáncer se induce con una sustancia capaz de producirlo, es decir, con un carcinógeno. Cierto tipo de ratas susceptibles al cáncer son empleadas como animales de experimentación; por ejemplo, la rata Lobound-Wistar. Los animales se estudian de 3 meses a 2 años. Se cuenta el número de animales con tumores, la incidencia de tumores por animal y el retraso o latencia *antes* de la aparición del primer tumor. Los estudios han investigado los efectos preventivos del frijol de soya con o sin los inhibidores de proteasas, los de la proteína texturizada, el aislado proteínico y el *miso*, un producto fermentado de la soya. Los cánceres estudiados han sido, entre otros: mama, próstata, colon, vejiga, hígado, pulmón y piel.

Messina y colaboradores dieron a conocer en 1994 su análisis de 26 estudios realizados en animales sobre carcinogénesis experimental. De acuerdo con esta importante revisión del tema, las isoflavonas parecen ser los componentes antitumorales más activos de la soya. La mayoría, 17 de los estudios, independientemente del tipo de alimento de soya ingerido, reportaron un efecto *inhibitorio* del crecimiento tumoral. Estos estudios incluyeron: glándula mamaria, hígado, colon, piel, próstata, estómago, vejiga, linfocitos –un tipo de glóbulo blanco– y páncreas. En los estudios que no mostraron un efecto protector, los alimentos utilizados probablemente carecían de isoflavonas. No se encontró evidencia de que la soya incrementara el riesgo de cáncer.

Las investigaciones en animales también han revelado que las fracciones de soya o los alimentos a base de soya que contienen *genisteína* –una isoflavona de la soya– ocasionan, como efecto predominante, *una latencia más prolongada de los tumores*. Esto significa que muchos tumores se identificaron únicamente en la autopsia, y no en vida del animal. Esto es congruente con la idea de que la genisteína es capaz de retrasar la aparición y el crecimiento de los tumores.

Los resultados de los siguientes experimentos, realizados en animales, ejemplifican las ideas previas:

1. *Cáncer de mama*

En estudios en *ratas* prepuberales se encontró que la *genisteína* –una isoflavona de la soya–, puede *suprimir el cáncer de mama inducido químicamente*, al favorecer el desarrollo y la diferenciación de la glándula mamaria. No se encontró que ocasionara toxicidad en los sistemas endócrino y reproductivo (120).

2. *Cáncer de próstata*

Estudios en roedores han examinado el efecto de la *genisteína* sobre el crecimiento del cáncer de próstata y sus metástasis. A cada roedor se le administró 50 mg/kg de genisteína cada l2 hs, comenzando al momento del implante tumoral. Los animales en el grupo control no recibieron genisteína.

La genisteína tuvo un efecto *inhibitorio* significativo sobre el crecimiento de las células del cáncer de próstata. Además, pocos animales desarrollaron metástasis (175).

3. *Cáncer de colon*

La genisteína inhibe la aparición de *criptas aberrantes*, una alteración precancerosa así llamada, en un modelo de inducción del cáncer de colon en las ratas (31).

Estudios en células tumorales humanas

Este tipo de estudios se realizan en *tubos de ensaye*. Sirven para estudiar *directamente* lo que ocurre a las células cancerosas cuando se les agrega una sustancia específica, en nuestro caso genisteína, una isoflavona de la soya. Estos estudios han mostrado que la genisteína es capaz de inhibir el desarrollo de células cancerosas. Las siguientes investigaciones en células tumorales *humanas* comprueban lo anterior:

1.- *Cáncer de mama*

Estudios en células de cáncer de mama *humanas*, tratadas durante 9 días con 30 molas (una medición) de *genisteína*, encontraron que las células se *diferenciaron* en forma completa. Dosis mayores, 150 M de genisteína, provocaron la muerte de las células cancerosas. Este estudio aclara los efectos que pueden tener concentraciones diferentes de genisteína en las células cancerosas: una diferenciación de las mismas, o bien, con dosis mayores, la muerte celular. Recordemos que las células cancerosas son células que han tenido un proceso de *desdiferenciación* o falta de diferenciación, por lo que un *efecto diferenciador* de las células tumorales es benéfico para el individuo (48).

2.- *Cáncer de próstata*

Se han estudiado los efectos de las isoflavonas, daidzeína, genisteína, genistina y biocanina A, sobre la proliferación de células humanas del *cáncer de próstata* en grado 4 y de *células normales* procedentes del epitelio prostático. Las células *cancerosas* fueron tratadas con isoflavonas, a diferentes concentraciones, durante 72 hs. Todas las isoflavonas estudiadas *inhibieron el crecimiento de las celulas cancerosas*, en una proporción dependiente de la dosis, y se obtuvo una abolición efectiva de cada línea celular tumoral a una concentración de genisteína, genistina y biocanina A, de *100 micromolas por litro*. Por lo anterior, se piensa que las isoflavonas de la soya *pueden ser útiles para contrarrestar el desarrollo del cáncer de próstata* (92).

3.- *Cáncer de colon*

Estudios en células tumorales del colon o intestino grueso han encontrado que si estas células captan a las isoflavonas y las unen a otra molécula, se vuelven menos susceptibles a los efectos inhibitorios de dichas sustancias. Por otro lado, las células tumorales que mantienen libres –no unidas– a las isoflavonas, son más susceptibles de ser inhibidas (30). Esto sugiere que, para poder inhibir a las células cancerosas, las isoflavonas necesitan estar en forma pura y no unidas a otras moléculas.

Estudios clínicos en seres humanos

Este tipo de estudios se han iniciado en diversos centros de investigación clínica. Por ejemplo, se estudia la potencialidad clínica de la proteína de soya, en comparación a la caseína, que es la proteína de la leche, para disminuir el riesgo de desarrollar cáncer de colon y enfermedad del corazón. Los resultados definitivos de estos estudios aún no están disponibles. Resultados preliminares en ambos sexos, después de un año de ingerir 38 g de proteína de soya, indican una excelente tolerancia a la soya, así como disminución del colesterol en la sangre (26).

Tambien se estudia el efecto de la soya sobre la glándula mamaria humana (141).

En otro estudio, cuyos resultados aún no están disponibles, se analiza el efecto de la proteína de soya sobre marcadores del cáncer de próstata, como el llamado antígeno específico de la próstata (20). Los marcadores son sustancias que puede generar el tumor en el organismo.

En síntesis, los estudios en seres humanos se han iniciado y, en los próximos años, sus resultados nos aclararán de una manera más completa los efectos de la soya sobre el desarrollo y la evolución de los tumores.

Resumen de las evidencias de que la soya disminuye el riesgo de desarrollar cáncer

Existe abundante evidencia de que la soya puede tener un papel relevante en la disminución del riesgo de cáncer, al afectar importantes variables del desarrollo de los tumores. Diversos estudios epidemiológicos señalan que la soya protege a las mujeres asiáticas de desarrollar cáncer de mama. En estudios *in vitro*, las isoflavonas de la soya inhiben el crecimiento de células tumorales procedentes de la glándula mamaria humana. En estudios en animales las isoflavonas inhiben el desarrollo del cáncer de mama. También existen pruebas de un efecto protector contra el desarrollo de cáncer de próstata, colon, estómago, pulmón y endometrio, entre otros (161).

¿Cómo disminuye la soya el riesgo de cáncer?

Contestar esta interesante pregunta es el motivo del apartado que viene a continuación.

Posibles mecanismos a través de los cuales la soya disminuye el riesgo de desarrollar cáncer

Como hemos visto, el menor riesgo de cáncer de mama, colon y próstata en los países asiáticos, comparado con el de los americanos y europeos occidentales, ha llevado a identificar a la dieta como una variable relevante.

Numerosos investigadores han encontrado sustancias específicas, en los alimentos vegetales, con efectos benéficos para el ser humano. Aunque no hay un acuerdo completo sobre la terminología definitiva, a estas sustancias se les ha dado el nombre genérico de *fitoquímicos* y constituyen uno de los más grandes avances de los últimos tiempos en materia de alimentación y salud.

En los años ochenta se estudió, en modelos animales, la eficacia de la soya para disminuir el riesgo de cáncer. El contenido en isoflavonas, en esos años, sólo en pocos casos se documentó. En los años noventa, más que estudiar la soya y los alimentos a base de soya, los investigadores han focalizado su trabajo en sustancias específicas de la soya: las i*soflavonas*, que son sus fitoquímicos característicos. La soya es una fuente importante o única de isoflavonas. La genisteína, *probablemente la más importante isoflavona de la soya*, ha recibido gran atención. La genisteína es una de las sustancias que puede explicar porqué la soya se asocia con menor riesgo de desarrollar cáncer.

La genisteína y la disminución del riesgo de desarrollar cáncer

Se han propuesto los siguientes mecanismos para explicar la forma en que la genisteína de la soya puede disminuir el riesgo de contraer cáncer:

1.- *La genisteina como inhibidora de enzimas que participan en la proliferación celular*

En 1987 se informó de un descubrimiento que, a la manera de un relámpago, iluminó la forma en que la soya puede disminuir el riesgo de cáncer. El porqué las poblaciones asiáticas que ingieren soya tienen menos cáncer de mama, entre otros, en comparación a las que no la ingieren, parecía haberse respondido (3). Akiyama y colaboradores, en ese año, informaron que una sustancia de la soya, la *genisteína*, en estudios laboratoriales *in vitro* realizados con preparaciones de membranas procedentes de células de mamíferos, actuaba como un potente inhibidor de la enzima *tirosina cinasa*.

La actividad de las tirosina cinasas parece tener un importante papel en la proliferación celular y en la transformación cancerosa de las células normales. Aproximadamente la mitad de los oncogenes conocidos –un tipo de gen que favorece el desarrollo de tumores– tienen productos proteínicos que se unen a receptores con actividad de tirosina cinasa, o bien, se unen a proteínas de la célula relacionadas con las tirosina cinasas.

Las enzimas conocidas como tirosina cinasas tienen que ver con los receptores para diversos *factores de crecimiento*: epidérmico, de la insulina, semejante a la insulina I, derivado de las plaquetas y mononuclear. Los *factores de crecimiento*, y su unión a receptores situados en la membrana de las células, inician una serie de eventos necesarios para el crecimiento y la diferenciación de las células. Además, en los receptores con actividad de tirosina cinasa intrínseca, estas enzimas son indispensables en la transmisión de señales que le indican a la célula iniciar su crecimiento, división o reproducción.

En el caso de las células *normales* la actividad de las tirosina cinasas *se encuentra muy regulada*. En las células *tumorales*, por el contrario, *aumenta la actividad de las tirosina cinasas*, con lo que se favorece el crecimiento no controlado de las células, originándose un desarrollo tumoral.

A partir del descubrimiento de que la genisteína puede inhibir la actividad de las tirosinas cinasas, se produjo una avalancha de investigaciones.

No era para menos: finalmente, las piezas del rompecabezas parecían acomodarse. La explicación del porqué la soya se asocia con disminución del riesgo de cáncer podía construirse fácilmente: al ingerir soya, se ingiere también genisteína, la cual a su vez inhibe importantes enzimas que participan en la proliferación de las células tumorales; al inhibir esas enzimas −las tirosina cinasas−, la proliferación de las células disminuye y, como resultado, el riesgo de desarrolar cáncer disminuye. El misterio parecía resuelto. Sin embargo, al probar dicha hipótesis, se observó que los resultados *in vitro* no concordaban con los resultados *in vivo*. Recordemos que los primeros se realizan en *tubos de ensaye*, y los segundos en el organismo.

In vivo, los factores de crecimiento son capaces de transmitir señales de proliferación celular aun en presencia de genisteína. En las células del cáncer de próstata DU-145, la genisteína no bloquea la fosforilación −agregación de fósforo− del receptor del factor de crecimiento llamado epidérmico y, por lo tanto, no inhibe su activación como se supuso a partir de los resultados *in vitro*.

Esta discrepancia entre los resultados *in vitro* e *in vivo* no ha sido cabalmente entendida. Es posible que cuando hay concentracciones elevadas de ATP en la célula, el efecto inhibidor de la genísteína disminuye; como hemos señalado en capítulos previos, el ATP es la molécula donde se almacena la energía.

2.- *La genisteína como inhibidora de otras enzimas importantes en la reproducción celular*

La genisteína, *in vitro*, inhibe también otro tipo de enzimas: las topoisomerasas II. Al inhibirlas, provoca rupturas del ADN de las células tumorales. Estas rupturas detienen el crecimiento de las células tumorales, o bien, producen su muerte. En estudios *in vivo* no se han obtenido los mismos resultados. *In vivo*, se presume que concentraciones bajas de genisteína producen cambios sutiles en el ADN de las células tumorales y, de esta forma, interfieren en su crecimiento celular.

3.- *La genisteína como antiestrógeno*

a) Las isoflavonas se parecen a los estrógenos. Los estrógenos son hormonas sexuales, producidas sobre todo por las mujeres. Las isoflavonas, como ya hemos visto, tienen efectos similares a los estrógenos, pero mucho más *leves*.

Los estrógenos, en cantidades anormalmente aumentadas, son capaces de incrementar el riesgo de contraer los llamados cánceres relacionados con las hormonas, como el cáncer de mama, dado que favorecen la proliferación celular.

Para ejercer sus efectos, los estrógenos primero tienen que unirse a sitios específicos localizados en la superficie de las células; estos sitios, como hemos señalado, se llaman *receptores*. Al unirse a los receptores, los estrógenos son capaces, en ciertas circunstancias, de incrementar el riesgo de cáncer.

De acuerdo con una hipótesis, las isoflavonas de la soya, debido a su parecido estructural con los estrógenos, se unen a los mismos receptores. Al ocupar el lugar de los estrógenos, los efectos de éstos disminuyen, con lo cual se piensa que el riesgo de cáncer también disminuye.

Sin embargo, la hipótesis previa no parece explicar todo. Se ha encontrado que la genisteína inhibe también el crecimiento de células tumorales que no tienen receptores para los estrógenos (147). Esto hace pensar que la genisteína no inhibe el crecimiento celular sólo a través de un mecanismo antiestrogénico clásico.

b) Un segundo mecanismo antiestrogénico de las isoflavonas se relaciona con la estimulación de la producción de la *globulina ligadora de hormonas sexuales* por el hígado. Esta globulina es una proteína que transporta a las hormonas sexuales; al aumentar su presencia, más estrógenos se unen a ella. Por lo tanto, disminuye en la sangre la concentración de estrógenos libres; sólo éstos son activos, es decir, capaces de ejercer efectos.

c) Un tercer mecanismo antiestrogénico de las isoflavonas se refiere a la inhibición de la enzima *aromatasa*, la cual produce estrógenos. Es decir, la aromatasa aumenta la producción de estrógenos, y al ser inhibida por las isoflavonas, dicha producción disminuye (2).

4.- *El receptor beta de los estrógenos*

Este receptor, recientemente descubierto, es diferente del receptor estrogénico clásico: el ER-alfa. La genisteína muestra una mayor afinidad por el receptor beta que por el alfa. Debido a esta preferencia, la genisteína puede actuar a través de una vía un tanto diferente. Este nuevo receptor se encuentra principalmente en el cerebro, próstata y tracto urinario; también, aunque en forma débil, en la glándula mamaria (136). La significación de este descubrimiento está siendo investigada.

5.- *La genisteína como antioxidante*

La genisteína tiene también propiedades antioxidantes. Disminuye la producción de oxidantes o radicales libres. Estos pueden dañar el ADN y favorecer el desarrollo del cáncer (86, 89, 103, 176, 210).

Los radicales libres que producen las células tumorales se reducen al ingerir soya. Este efecto se obtiene con concentraciones de genisteína de 0.5 a 0.8 microgramos por ml. Esta concentración se alcanza con la ingestión de soya en la dieta habitual.

La genisteína es capaz de incrementar las acciones antioxidantes de varias enzimas, como la glutatión peroxidasa, superóxido dismutasa, glutatión reductasa, por mencionar algunas (38).

6.- *La genisteína como inhibidora de la formación de nuevos vasos sanguíneos*

La genisteína puede inhibir la formación de nuevos vasos sanguíneos en estudios *in vitro*. Las células tumorales no pueden crecer más allá de 1 a 2 mm de diámetro sin la formación de nuevos vasos. Estos vasos les permiten a las células tumorales diseminarse a otros sitios, lejanos a su lugar de origen y formar metástasis.

En cultivos de células que están reproduciéndose, pertenecientes al recubrimiento interno de los vasos, la genisteína, a una concentración de 25 micromolas por litro o menores, detiene el crecimiento celular. A concentraciones mayores ocasiona su destrucción. Con esto, se disminuye la formación de nuevos vasos sanguíneos. La genisteína no es tóxica para las células que no están reproduciéndose, incluso con dosis tan altas como 200 micromolas por litro (66).

7.- *La genisteína como diferenciadora de las células*

Existen pruebas de que la genisteína favorece la diferenciación y la maduración de las células de la glándula mamaria, entre otras células (48, 160).

8.- *La genisteína como reguladora del ciclo celular*

En el Segundo Simposium Internacional sobre Soya, realizado en Bruselas, Bélgica, en septiembre de 1996, Peterson y colaboradores informaron de otro posible mecanismo.

Se sabe que el factor de crecimiento epidérmico estimula el crecimiento de las células epiteliales de la glándula mamaria humana. Peterson y colaboradores reportaron que cuando se *agrega* genisteína o factor de crecimiento transformador beta, el crecimiento de las células epiteliales es *inhibido*. Si se bloquea la acción de la genisteína o del factor de crecimiento transformador beta, dicha inhibición no ocurre.

Ahora bien, la cantidad del factor de crecimiento transformador beta *aumenta* en presencia de genisteína. En conjunto, estos resultados pueden integrarse en la siguiente explicación acerca del mecanismo de acción de la genisteína: La genisteína inhibe la progresión del ciclo celular entre las fases G1 y S. Este punto del ciclo celular es regulado, precisamente, por el factor de crecimiento transformador beta. De esta forma la genisteína inhibe el crecimiento tumoral mediante el aumento de la producción del factor de crecimiento transformador beta, el cual a su vez regula las proteínas que bloquean la progresión del ciclo celular entre las fases G1 y S, lo cual puede inhibir el crecimiento de las células tumorales (145-148).

El siguiente esquema puede ayudar a comprender este mecanismo:

Genisteína

↓

Aumento de la producción del factor de crecimiento transformador beta

↓

Modulación del mensaje para el crecimiento celular

↓

Inhibición del crecimiento celular

Este mecanismo resulta promisorio. De verificarse y repetirse por otros investigadores contribuirá grandemente al conocimiento de la forma en que la soya actúa para disminuir el riesgo de cáncer.

Otras sustancias contenidas en la soya capaces de inhibir el desarrollo de los tumores

Además de las isoflavonas, la soya contiene otras sustancias capaces de inhibir el crecimiento de las células tumorales (131, 122, 168). Las sustancias a las que nos vamos a referir no son exclusivas de la soya y pueden encontrarse en otros alimentos.

a) *Inhibidores de proteasas*

En estudios de laboratorio, los inhibidores de proteasas son capaces de inhibir el desarrollo de diversos cánceres: colon, pulmón, páncreas, boca y esófago. Lo logran a través de la inactivación de los genes mutados. También parecen proteger de los efectos deletéreos de la radiación y de los radicales libres sobre el ADN.

Al parecer, en los seres humanos y en los animales, la cantidad necesaria de inhibidores de proteasas para disminuir el riesgo de cáncer, es baja y no causa efectos adversos (47). El cuadro 10 presenta el promedio de inhibidores de proteasas que permancen en los productos de soya cocidos o procesados. La cocción de la soya disminuye la proporción de inhibidores de proteasas, lo cual en este caso es deseable ya que se requieren solamente porcentajes bajos para producir los efectos bénefcos.

CUADRO 10
PROMEDIO DE INHIBIDORES DE PROTEASAS QUE PERMANECEN EN LOS ALIMENTOS DE SOYA COCIDOS, COMPARADO CON LA HARINA DE SOYA CRUDA*

Alimento	Porcentaje
Harina de soya calentada	4.3
Concentrados proteínicos de soya	8.9
Proteína vegetal texturizada (TVP)	5.0
Aislados proteínicos de soya	7.1
Tofu firme	0.9
Hamburguesa de tempe	0.7
Leche de soya deshidratada	41.4

* Modificado de la referencia 133.

b) *Fitatos*

Las plantas almacenan fósforo en forma de fitatos. Los fitatos se encuentran sobre todo en los alimentos con alto contenido en fibra. Los fitatos son capaces de unirse a ciertos nutrimentos inorgánicos, como el hierro y el calcio. Esto hace que la absorción intestinal de dichos minerales disminuya. Por eso a los fitatos se les consideraba sólo en sus aspectos negativos. Sin embargo, estudios laboratoriales actuales indican que los fitatos inhiben el desarrollo del cáncer de *colon* y pueden inhibir también las etapas iniciales del cáncer de *mama*. Al parecer su acción anticáncer se realiza en el intestino mediante su unión al hierro: unidos al hierro, los fitatos inhiben también la producción de radicales libres, capaces de mutar al ADN. El hierro, de acuerdo a recientes conocimientos, es capaz de generar radicales libres, y su *exceso* en el organismo se asocia con el desarrollo de tumores (91). Los fitatos, al unirse al hierro, parecen protegernos de los efectos dañinos de un exceso de este mineral. El frijol de soya es alto en fitatos. El cuadro 11 muestra el porcentaje de fitatos en algunos alimentos de soya.

CUADRO 11
PORCENTAJE DE FITATOS EN ALIMENTOS DE SOYA SELECCIONADOS*

Alimento	Porcentaje
Frijol de soya con cáscara	1.5
Tempe	1.1
Tofu	1.5 - 2.0
Aislado proteínico de soya	1.6 - 1.7
Proteina vegetal texturizada (Archer Daniels Midland)	1.6
Harina de soya desgrasada	1.8

*Modificado de la referencia 182.

c) *Fitosteroles*

Los fitosteroles sólo existen en las plantas. Como el ser humano no absorbe fácilmente los fitosteroles, éstos continúan su viaje a lo largo del intestino. Un tipo de fitosterol, en estudios de laboratorio, disminuye hasta en un 50% el desarrollo de tumores del colon y el cáncer de la piel.

d) Sa*poninas*

Las saponinas, en estudios de laboratorio, son capaces de impedir las alteraciones o mutaciones del ADN. Pueden también inhibir el desarrollo del cáncer de colon. Al parecer, al igual que los fitatos, actúan como antioxidantes. Datos experimentales informan que las saponinas tienen además los siguientes efectos favorables: disminuyen el colesterol, estimulan el aparato inmune y son anticarcinogenéticas.

Los mecanismos propuestos para explicar los efectos anticáncer de las saponinas se relacionan con procesos antioxidantes, daño selectivo y directo sobre las células cancerosas, modificación favorable de las defensas inmunes y regulación de la proliferación celular (159). El cuadro 12 muestra el porcentaje de saponinas en algunos alimentos de soya.

CUADRO 12
PORCENTAJE DE SAPONINAS EN ALIMENTOS DE SOYA SELECCIONADOS*

Alimento	Porcentaje
Frijol de soya entero	5.6
Cáscara del frijol de soya	2.0
Tempe	1.9
Tofu	2.1
Aislado proteínico de soya	0.3**, 0.8***
Proteína vegetal texturizada (TVP)	1.9, 2.5****

* Modificado de la referencia 133.
** Promine, D, Central Soya Co., Inc., Illinois
*** G.L. 750, Griffith Laboratories Pty. Ltd., Victoria
**** Maxten E, Miles Laboratories Australia Pty. Ltd., Victoria

Otros anticarcinógenos de la soya

Acidos fenólicos.- Actúan como antioxidantes y de esta forma pueden proteger al ADN.

Lecitina.- Algunos estudios han mostrado que la lecitina es capaz de disminuir el desarrollo del cáncer de pulmón.

Acidos grasos omega 3.- Han mostrado beneficio al alterar el desarrollo de ciertos cánceres.

Posibles efectos antitumorales de la proteína de soya

Como hemos visto, la mayoría de los estudios han atribuido la inhibición de los tumores ocasionada por la soya a su contenido en isoflavonas u otras sustancias de la misma. Estudios realizados con la *proteína* de soya –el concentrado proteínico–, como *única* fuente de proteínas en la dieta han aportado datos que apuntan hacia otro mecanismo. En estos productos de soya, las concentraciones de isoflavonoides (la clase de fitoquímicos a la que pertenecen las isoflavonas de la soya) y de inhibidores de proteasas, se encuentran disminuidos significativamente. Dichos estudios sugieren que, además de las isoflavonas y otras sustancias, pueden existir otros factores que participan en la inhibición del crecimiento de los tumores de mama, por lo menos en las ratas y, posiblemente, en el ser humano. Este factor se refiere al aminoácido *metionina*.

La proteína de soya y la proteína de la leche, la caseína, son muy diferentes con respecto a su contenido en metionina. La proteína de *soya* tiene una concentración de metionina *menor* que la caseína: 13 g/kg y 26 g/kg, respectivamente. La metionina cumple una función indispensable en la producción de las *poliaminas:* putrescina, espermidina y espermina. Las poliaminas son sustancias producidas por las células que tienen núcleo, y resultan indispensables para que haya proliferación celular, en particular para las células que se reproducen rápidamente. De acuerdo con estudios de Elitsur y colaboradores, publicados en 1993, las poliaminas, además, participan en la regulación de la producción del ADN, el ARN (ácido ribonucleico) y las proteínas (57).

Diversos estudios revelan que los tumores, para poder crecer, dependen en parte de la metionina. Esto se conoce como "dependencia a la metionina" y se investiga como quimioterapia anti-metionina (81). Posiblemente esta dependencia de los tumores a dicho aminoácido se debe a que las células cancerosas tienen un requerimiento mayor de metionina, en comparación a las células normales (183). Recordemos que la metionina es el aminoácido *limitante* de la soya, es decir, el que se encuentra en menor proporción. Por tal motivo, un aporte menor de metionina, a través de la sustitución de la caseína de la leche por la proteína de soya, podría disminuir el crecimiento de las células tumorales.

Resumen de los posibles mecanismos de acción a través de los cuales la soya puede disminuir el riesgo de cáncer

Sin duda existen pruebas de que la soya se relaciona con la disminución del riesgo de desarrollar cáncer. La forma en que la soya disminuye el riesgo de cáncer puede involucrar *varias sustancias y varios mecanismos*. En la actualidad las isoflavonas de la soya –fitoquímicos característicos de la soya– parecen constituir la mejor explicación. Sin embargo, otras sustancias como los inhibidores de proteasas, los fitatos, los fitosteroles y las saponinas, entre otras, podrían estar involucradas. La composición de la proteína de soya, por su menor contenido de *metionina*, podría participar en este efecto protector.

Concentraciones sanguíneas de genisteína de 0.55 a 0.86 micromolas, habituales al ingerir alimentos de soya, parecen ser suficientes para producir un efecto protector quimiopreventivo (19).

El mecanísmo mediante el cual la soya disminuye el riesgo de cáncer parece explicarse por la modulación de las señales proliferativas de las células tumorales, a través de factores de crecimiento, receptores para hormonas, niveles de oxidación y antioxidación, señales diferenciadoras e inhibición de la formación de nuevos vasos sanguíneos.

Los múltiples anticarcinógenos de la soya y la diversidad de los mecanismos de acción potenciales, así como la seguridad en su administración, hacen de la soya un candidato importante para la prevención natural de varios tipos de cáncer.

Cantidad de soya en la dieta para obtener el efecto protector

Según datos publicados en 1994 por Messina y colaboradores de la División de Dieta y Cáncer del Instituto Nacional del Cáncer en los Estados Unidos, la ingestión de *una ración* de alimentos de soya, equivalente a una taza de leche de soya o media taza de tofu, puede disminuir el riesgo de contraer ciertos tipos de cáncer.

Resumen del capítulo

Múltiples evidencias, procedentes de diferentes enfoques de investigación, sugieren que la soya y las sustancias que contiene pueden disminuir el riesgo de cáncer en varios sitios del cuerpo: mama, próstata, colon, estómago y posiblemente médula ósea incluyendo leucemia. Las sustancias y los mecanismos involucrados en este efecto protector parecen ser diversos; probablemente la soya disminuye el riesgo de cáncer modulando los mensajes que reciben las células tumorales y que inhiben su proliferación.

CAPÍTULO 5

LA SOYA Y EL CORAZÓN

La incidencia de enfermedad de las coronarias no es igual en todas las poblaciones: la muerte por infarto del miocardio es 10 veces más alta en algunos países que en otros. En poblaciones de Shangai, China, la concentración promedio de colesterol en la sangre es de 165 mg/dL. Sólo uno de cada 15 fallecimientos se atribuye a enfermedad del corazón. Por el contrario, en otras poblaciones como en las occidentales, casi la mitad de las muertes llegan a ser por esa enfermedad (87, 129).

De acuerdo con el estudio Framingham, los varones de 50 años de edad con aumento del colesterol en la sangre, mayor de 295 mg/dL, tienen un riesgo nueve veces más elevado de morir de infarto del miocardio, en comparación a los que tienen una cifra de 200. Las investigaciones han mostrado que las diferencias tienen que ver con la *forma* en que se vive, más que con el lugar donde se vive o con los genes. En este sentido, la alimentación ha sido ya reconocida como un factor relevante para la salud del individuo (54, 102).

"Colesterol" es un término relacionado con enfermedad, con lo negativo; y así es efectivamente: el *aumento* del colesterol en la sangre se relaciona con enfermedad de las coronarias y muerte por infarto del miocardio. Sin embargo, el énfasis puesto en el hecho de que el aumento del colesterol en la sangre es dañino, ha opacado la difusión de la función *normal* del colesterol en el organismo.

El colesterol, una sustancia de origen animal, es una grasa que el organismo puede producir, por lo cual no es indispensable ingerirlo con los alimentos. En condiciones normales, el colesterol se utiliza para conservar la estructura y la función de las *membranas* de las células, para la producción de las *hormonas esteroideas* como las hormonas sexuales, y para la *digestión de las grasas*, a través de los ácidos biliares. Así pues, por un lado, cierta concentración de colesterol en la sangre es *normal* para el organismo; por el otro, su *incremento* en la sangre provoca enfermedad.

Cuando el colesterol en la sangre *aumenta*, favorece el desarrollo de la *aterosclerosis*, que es el endurecimiento de las arterias, una alteración directamente relacionada con la enfermedad de las arterias del corazón, llamadas coronarias. La lesión característica de la aterosclerosis es la formación de una *placa de ateroma* o depósito de grasa que puede obstruir el flujo de la sangre y producir *infarto del miocardio*.

El incremento del colesterol en la sangre, como fenómeno *masivo* en ciertas poblaciones humanas, es relativamente reciente en la evolución. Al parecer nuestros ancestros dependían más de la capacidad del *organismo* para producir colesterol, que del colesterol contenido en los *alimentos*. El ser humano es *muy sensible* al aumento de las grasas en la alimentación, sobre todo del colesterol, de las grasas saturadas y de cierto tipo de ácidos grasos llamados *trans*, debido a que tiende a desarrollar placas de ateroma o aterosclerosis.

Para ayudar a entender la relación entre soya y colesterol, nos referiremos al transporte del colesterol en la sangre (64).

Las lipoproteínas y el transporte del colesterol en la sangre

Las grasas y el agua no se mezclan. La sangre, en su mayor parte, está formada de agua. Sin embargo, la sangre contiene grasas. ¿Cómo logra el organismo, en esas condiciones, transportar grasas? Mediante *proteínas* que sirven de medio de transporte a las grasas. La combinación de *grasas con proteínas* se conoce como *lipoproteínas*, de *"lipos"*, grasa. Para nuestra explicación es conveniente considerar dos tipos de lipoproteínas: las de *baja* densidad y las de *alta* densidad. Las de baja densidad transportan *la mayor parte* del colesterol en la sangre: aproximadamente el 75%, es decir, prácticamente las 3/4 partes del colesterol. Las de alta densidad llevan el colesterol restante.

Las lipoproteínas relacionadas directamente con el endurecimiento de las arterias son las de *baja* densidad. Al aumentar en la sangre, *incrementan* el riesgo de desarrollar aterosclerosis. Las de *alta* densidad también se relacionan con dicha alteración, pero de una forma *protectora:* al aumentar, *disminuyen* el riesgo (67, 129). A este fenómeno se le conoce popularmente como "colesterol malo" (el de baja densidad) y "colesterol bueno" (el de alta densidad).

Efecto de la soya sobre el colesterol

En 1908 Ignatowski publicó los primeros estudios nutrimentales sobre aterosclerosis. Supuso, basándose en los resultados de Garnier y Simon, que la carne liberaba toxinas al ser digerida. En conejos, descubrió que dosis mayores de 15 g/d de carne ocasionaban daño e incluso la muerte. Entre otras lesiones, encontró *aterosclerosis* en las arterias.

También produjo aterosclerosis con leche y yema de huevo (45, 117).

En las siguientes dos décadas esta línea de investigación continuó evolucionando, hasta el descubrimiento, en 1912, de que el colesterol *favorece* el desarrollo de la aterosclerosis. Más adelante las investigaciones descubrieron que la cantidad de colesterol presente en las proteínas animales no era una explicación completa, sugiriendo que algún otro factor, diferente al colesterol, era indispensable para el desarrollo de dicha alteración. Este otro factor es el tipo de proteína.

En 1940, Meeker y Kesten encontraron que al comparar la proteína de la soya con la proteína de la leche, ésta favorece el desarrollo de la aterosclerosis. Carrol y colaboradores mostraron que la mayoría de las proteínas animales, en comparación a las proteínas vegetales, favorecen la elevación del colesterol en la sangre (41, 42).

En la actualidad existen abundantes pruebas de que la soya *disminuye* la concentración del colesterol en la sangre y, en consecuencia, puede disminuir el riesgo de desarrollar aterosclerosis (73, 76, 155, 163, 190).

Estudios que muestran que la soya disminuye el colesterol en la sangre

Seleccionamos los siguientes:

En 1967, Hodges y colaboradores reportaron el primer estudio realizado en seres humanos que descubrió una *disminución significativa del colesterol* en la sangre, ocasionada por la *sustitución* de las proteínas de origen animal por la proteína de soya, una proteína vegetal. La disminución del colesterol fue del 20% o mayor (41).

Desde entonces las pruebas acumuladas han sido consistentes y se han repetido en múltiples ocasiones y en diversas condiciones, tanto en niños como en adultos (41).

En 1977, Sirtori, de la Universidad de Milán, Italia, también encontró que la proteína de soya disminuye el colesterol, en promedio, un 14%, en dos semanas; al final de tres semanas lo disminuye aproximadamente en un 21%. Este efecto no tuvo relación con la cantidad de grasa ingerida. Todas las dietas utilizadas tuvieron la misma cantidad de grasas, y *difirieron sólo en la presencia o no de la proteína de soya* (170, 171).

En 1991, K. Carrol, de la Universidad Occidental de Ontario, Canadá, evaluó los resultados de *40 estudios* diferentes sobre proteína de soya; 34 de ellos reportaron que la proteína de soya disminuye el colesterol, en muchos casos cerca de 15%

o más. Este efecto fue independiente de la cantidad de grasa o colesterol ingerido, y fue *mayor en cuanto más elevado se encontraba el colesterol en la sangre*. Las lipoproteínas de *baja* densidad fueron las que disminuyeron (41).

En las personas con predisposición genética para desarrollar colesterol elevado en la sangre, como sucede en la *hipercolesterolemia familiar*, investigadores italianos administraron una dieta con 25% menos grasas durante 4 semanas, sin resultados positivos. Cuando dichas personas ingirieron proteína de soya en lugar de proteína animal, las lipoproteínas de *baja* densidad disminuyeron cerca del 26% (70).

En 1993, S. Potter y colaboradores, de la Universidad de Illinois, Estados Unidos, encontraron que agregar *50 g de proteína de soya* a la alimentación durante 4 semanas, produce una *disminución significativa* del colesterol, mayor de la que se obtiene con una dieta tradicional baja en grasas. En los individuos con las mayores elevaciones del colesterol, bastó con agregar *20 g de proteína de soya* a la dieta, sin realizar ningún otro cambio en la misma (133).

En 1996, Widhalm y colaboradores, del Departamento de Pediatría de la Universidad de Viena, Austria, dieron a conocer sus estudios en 23 niños con elevación del colesterol de tipo familiar o poligénico, a los cuales se les administró una dieta a base de soya para compararla con la dieta estándar. Los resultados mostraron una *disminución signficativa del colesterol* con la dieta a base de *soya*, en comparación a la dieta estándar para ese tipo de trastorno (197).

En 1995, Anderson y colaboradores, del Grupo de Investigación Metabólica, y los Departamentos de Medicina, Ciencia Conductual y Ciencias Nutricionales, de la Universidad de Kentucky, Lexington, realizaron un meta-análisis de 38 *estudios clínicos controlados* (estudios con grupo control) que, en conjunto, incluyeron a *743 personas* (5). Este importante análisis mostró que:

a) La *sustitución* de la proteina animal por *proteína de soya* disminuye en forma significativa el *colesterol en el suero de la sangre*, las *lipoproteínas de baja densidad* y los *triglicéridos*, otro tipo de grasa en la sangre. Ya estudios previos habían señalado que la proteína de soya disminuye las lipoproteínas de *baja* densidad, las cuales transportan la mayor parte del colesterol en la sangre. El hecho de que éstas disminuyan significa que ha disminuido el colesterol, lo mismo que el riesgo de desarrollar aterosclerosis.

Estos efectos son *independientes* del peso corporal, de la ingestión de grasa total, de grasa saturada y de colesterol. Cabe mencionar que los autores, para reportar sus resultados, utilizan lo que llaman cambio o disminución *neta* en las sustancias mencionadas, es decir, el cambio durante la ingestión de la soya *menos* el cambio durante la dieta control:

❈ El colesterol en el suero de la sangre *disminuyó* 23.2 mg/dL: 9.3%

❈ Las lipoproteínas de *baja* densidad *disminuyeron* 21.7 mg/dL: 12.9%

❈ Las lipoproteínas de *alta* densidad –protectoras– *aumentaron* en 2.4%, de manera no significativa.

La disminución del colesterol, ocasionada por la ingestión de proteína de soya, es un efecto reportado en forma consistente en 34 de los 38 estudios analizados. En los cuatro estudios que no reportaron disminución del colesterol, los individuos tenían concentraciones *bajas* de colesterol en la sangre, en promedio 185 mg/dL. Esto último, sin embargo, puede no ser incongruente con el efecto de la soya sobre el colesterol, como veremos en el siguiente párrafo (138).

b) El análisis aporta datos a favor de una relación entre soya y colesterol que ya habíamos mencionado en la revisión de K. Carrol y colaboradores de 1991. Anderson y colaboradores la vuelven a encontrar. Esta relación es la siguiente: la proteína de soya tiene un efecto mayor sobre las concentraciones de colesterol en tanto más elevado se encuentre (16). Podemos apreciar esto en los resultados de Anderson y colaboradores:

❋ Las personas con colesterol *normal*, con cifras por abajo de 200 mg/dL, tuvieron una disminución no significativa: 3.3%

❋ Las personas con elevaciones *leves* del colesterol, de 200 a 255 mg/dL, tuvieron una disminución no significativa: 4.4%

❋ Las personas con elevaciones *moderadas* del colesterol, de 259 a 333 mg/dL, tuvieron una disminución significativa: 7.4%

❋ Las personas con elevaciones *extremas* del colesterol, por arriba de 335 mg/dL, tuvieron una disminución significativa mayor: 19.6%

Como vemos, las disminuciones del colesterol: 3.3%, 4.4%, 7.4% y 19.6%, fueron progresivamente mayores conforme el colesterol en la sangre estaba más elevado; si el individuo tenía menos de 200 mg/dL, la soya disminuía el colesterol un 3.3%; por el contrario, si la concentración de colesterol era mayor de 335 mg/dL, la proteína de soya disminuía el colesterol aún más: un 19.6%. Un efecto de la proteína de soya, sin duda, notable.

Los resultados de este análisis, al igual que otros estudios previos, convergen en señalar que:

a) La proteína de soya disminuye el colesterol en la sangre.

b) Mientras más elevado se encuentre el colesterol en la sangre, la disminución es mayor.

Los estudios nos informan que la soya disminuye el colesterol en la sangre, pero *¿cómo logra la soya disminuir el colesterol elevado en la sangre?* La respuesta a esta pregunta la veremos a continuación.

Mecanismos mediante el cual la soya disminuye el colesterol en la sangre y el riesgo de aterosclerosis

La opinión actual, basada en diferentes investigaciones, supone que la soya es capaz de interferir en el desarrollo de la *aterosclerosis* mediante dos tipos generales de mecanismos, los cuales se relacionan con diferentes componentes de la soya, como la proteína, los aminoácidos de la proteína y las isoflavonas, entre otros (50, 63, 154. 156 203, 204). Estos dos tipos de mecanismos son los siguientes (12):

1) Mecanismos *relacionados* con la disminución del colesterol en la sangre.

2) Mecanismos *no relacionados* con la disminución del colesterol en la sangre (55). Estos son:

a) El *estado de oxidación o no* de las lipoproteínas de baja densidad.

b) La *proliferación de ciertas células* de la arteria.

c) *La coagulación de la sangre.*

Una combinación de ambos mecanismos integran la explicación actual acerca de la forma en que la soya disminuye el riesgo de desarrollar aterosclerosis o sus manifestaciones, al impedir o disminuir diversos procesos que la favorecen.

Mecanismos relacionados con la disminución del colesterol en la sangre

1. *La proteína de soya*

Existen datos para pensar que los aminoácidos de la proteína de soya producen *cambios en las hormonas*, sobre todo en la *insulina*, el glucagon y la hormona tiroidea T4. Algunas enzimas –la piruvato deshidrogenasa y la fosfofructoquinasa– relacionadas con la producción de colesterol en el organismo, dependen de la insulina.

La proteína de soya es alta en los aminoácidos *glicina* y *arginina*, que se relacionan con colesterol bajo. Por el contrario, las proteínas animales son *bajas* en arginina y glicina, pero *altas* en otro aminoácido, la *lisina*, que se relaciona con colesterol alto. En conjunto, estas propiedades de la proteína de soya parecen contribuir al descenso del colesterol.

2. *Aminoácidos de la proteína de soya*

Como revisamos al inicio del libro, las proteínas están formadas por aminoácidos. Se han realizado estudios en los cuales no se administra la proteína entera, sino sus partes: los aminoácidos. Huff y colaboradores en 1977, por primera vez, reportaron disminución del colesterol en conejos alimentados con los *aminoácidos* de la proteína de soya. La disminución del colesterol alcanzada con los aminoácidos que forman a la proteína de soya fue menor que la alcanzada con la proteína de soya intacta. Esta discrepancia entre la proteína intacta y sus aminoácidos, sugiere que otro componente de la soya puede estar involucrado en el efecto sobre el colesterol (41, 42, 133).

3. *Extracto de la proteína de soya*

En 1992, Lovati y colaboradores encontraron que un *extracto* obtenido de la proteína texturizada de soya también disminuía el colesterol. Los resultados de este estudio planteaban que otros componentes de la soya, diferentes a la proteína, podrían también disminuir el colesterol (123).

En esta línea de investigación se encontró que los siguientes componentes del frijol de soya pueden favorecer la disminución del colesterol: la *fibra*, la *lecitina*, las *saponinas*, los *fitosteroles* y las *isoflavonas* (118).

4. *La fibra de la soya*

La fibra dietética es el componente *indigerible* de la pared celular de las plantas. La fibra dietética es motivo de gran interés en la actualidad, debido a su efecto benéfico en diversas enfermedades crónicas.

La fibra de soya también disminuye el colesterol y actúa mejor en las personas que lo tienen aumentado. Aunque la fibra de soya disminuye el colesterol, su efecto es *menor* al de la proteína de soya. Cabe recordar que la cantidad *total* de fibra en la dieta es la que importa.

5. *Lecitina*

La lecitina se usa para emulsificar, es decir, permite que el agua y las grasas se conserven mezcladas en un alimento. El aceite de soya es alto en lecitina (112).

Estudios realizados en los años cincuenta encontraron que la administración de 36 g de lecitina de soya a personas con una dieta baja en grasas disminuye en un 30% el colesterol.

Otro estudio mostró que, agregando 6g de lecitina a una dieta baja en grasas y en colesterol, las lipoproteínas de baja densidad disminuyeron un 15% adicional, en comparación a la dieta sin lecitina.

Sin embargo, en una revisión más amplia del tema, que incluyó 34 estudios diferentes, se encontró poca evidencia de que la lecitina disminuyera el colesterol. Además, la lecitina no parece ser una opción práctica, ya que probablemente se requerirían cantidades elevadas (112).

6. Saponinas

La estructura química de las saponinas semeja la del colesterol. El frijol de soya y sus productos son ricos en saponinas. Posiblemente las saponinas disminuyen el colesterol bloqueando su absorción o aumentando su excreción.

7. Fitosteroles

Al igual que las saponinas, su estructura química es semejante a la del colesterol. Debido a esta similitud, los fitosteroles compiten con el colesterol de los alimentos para ser absorbidos por el intestino. Gracias a este mecanismo pueden disminuir el colesterol en la sangre. Los fitosteroles se encuentran en muchos alimentos vegetales, sobre todo en los aceites.

8. Isoflavonas

Estudios realizados durante las décadas de los sesenta y setenta revelaron que la ingestión del frijol *Bengal gram* disminuye el colesterol. En 1976,

M. Siddiqui, investigador hindú, sugirió a las isoflavonas como la causa de ese cambio. Agregando isoflavonas a la dieta, el colesterol disminuyó un 35% (165).

9. *Péptidos de la proteína de soya*

En 1996, Yamamoto y colaboradores dieron a conocer sus estudios acerca de los péptidos de la soya y su relación con el colesterol. Los péptidos son *fragmentos* de la proteína de soya. De acuerdo con sus investigaciones, pequeñas cantidades de péptidos de la proteína de soya pueden ser absorbidas por el intestino y disminuir el colesterol, aunque aún no se conoce la forma en que esto acontece (123, 126, 139, 207, 208).

10. *Interacción entre las fracciones de la proteína de soya y el receptor de las lipoproteínas de baja densidad*

En estudios *in vitro* se ha observado que la *fracción S* de las *globulinas* –un tipo de proteína– de la soya, puede aumentar la unión de las lipoproteínas de baja densidad a sus receptores en las células del hígado. Al ser procesado por el hígado, el colesterol en la sangre disminuye. En la actualidad se investiga la interacción de las fracciones de la proteína de soya con componentes de la membrana de las células, como son los receptores para las lipoproteínas, como un mecanismo a través del cual la soya puede disminuir el colesterol (170, 171).

Mecanismos no relacionados con la disminución del colesterol en la sangre

Nos referiremos a tres mecanismos que *no se relacionan* con la disminución del colesterol en la sangre: la oxidación de las lipoproteínas de baja densidad, la proliferación de ciertas células y la coagulación de la sangre. La soya, al parecer, puede afectar favorablemente a todos ellos, y de esta forma, interferir en el desarrollo de la aterosclerosis.

1. *Oxidación de las lipoproteínas de baja densidad*

Se sabe que la oxidación de las lipoproteínas de baja densidad es un factor importante en el desarrollo de aterosclerosis (35, 86, 104, 180, 195). Estudios epidemiológicos recientes han revelado que los *antioxidantes* se asocian con la *reducción* del 20 al 40% en el riesgo de desarrollar enfermedad de las coronarias.

Las lipoproteínas de baja densidad *oxidadas* son *dañinas* para la pared de las arterias, a través de los siguientes efectos que *favorecen* la aterosclerosis:

a) Son captadas por los macrófagos, que son células derivadas de un tipo de glóbulo blanco.

b)Son captadas por las células del músculo liso de la arteria.

c) Promueven los trombos de plaquetas.

d) Lesionan la pared arterial.

Estos cambios se evitan o disminuyen al impedir que las lipoproteínas se oxiden.

Se ha encontrado que los pacientes con aterosclerosis tienen una cantidad *mayor* de lipoproteínas de baja densidad *oxidadas* en comparación a las personas sanas. Los antioxidantes parecen disminuir el desarrollo de aterosclerosis debido a que producen una lipoproteína de baja densidad resistente a la oxidación. Tienen, además, efectos benéficos sobre la estabilidad de la placa de ateroma, la función de los vasos sanguíneos y la tendencia a formar trombos (37).

En estudios en ratas se encontró que el *tempe*, un producto fermentado del frijol de soya, tiene sustancias capaces de *inhibir la oxidación de las grasas* (15). Este y otros estudios encuentran que la soya tiene efectos antioxidantes (15, 38, 103, 176, 195).

2. *Proliferación celular*

La *proliferación* de los macrófagos y de las células del músculo liso de la capa media de las arterias es un factor importante en el desarrollo de la placa de ateroma. En la proliferación de dichas células intervienen sustancias a las que nos hemos referido en capítulos previos, llamadas *factores de crecimiento*, producidas por las plaquetas y las células mencionadas, entre otras. Los factores de crecimiento transmiten señales que estimulan a las células a proliferar. Normalmente dichos factores de crecimiento se encuentran en cantidades *bajas* o indetectables. Cuando existe una lesión del recubrimiento interno de la arteria se *incrementa* la producción de factores de crecimiento, los cuales hacen proliferar a las células, y la placa de ateroma se desarrolla.

Como hemos señalado en diversas ocasiones, la soya contiene isoflavonas. Una de estas sustancias, conocida como genisteína, inhibe enzimas llamadas tirosina cinasas. Las tirosina cinasas fosforilan –agregan fósforo– a muchas proteínas involucradas en la regulación de las funciones de las células. Las tirosina cinasas son necesarias para que muchos factores de crecimiento puedan realizar su función, es decir, estimular a las células a proliferar. La genisteína, una isoflavona de la soya, al inhibir a las tirosina cinasas, es capaz de interferir en la acción de los factores de crecimiento y, de esta manera, obstaculizar la proliferación de las células. Así, el desarrollo de la placa de ateroma queda inhabilitado (158).

3. *Coagulación de la sangre*

Cuando las lipoproteínas de baja densidad aumentan, llegan a atravesar el recubrimiento interno de las arterias produciendo una lesión inflamatoria que favorece la formación de trombos. Los trombos obstaculizan el libre flujo de la sangre. La genisteína, una isoflavona de la soya, mediante el bloqueo de la activación de las tirosina cinasas, parece prevenir la activación y la formación de trombos de plaquetas (202).

Resumen de los mecanismos mediante los cuales la soya disminuye el riesgo de enfermedad aterosclerosa del corazón (infarto)

Los mecanismos por los cuales la soya disminuye el riesgo de la enfermedad aterosclerosa del corazón, al parecer, son de dos clases. Una se refiere a la *disminución* del colesterol en la sangre, mientras que la otra actúa a través de la prevención de la oxidación de las lipoproteínas de baja densidad donde viaja el colesterol, la disminución en la formación de trombos y la inhibición de la proliferación de las células del recubrimiento interno de las arterias. Recordemos, además, que la soya es baja en grasa saturada y no contiene colesterol.

¿Qué cantidad de soya?

Dado que se han identificado dos clases o mecanismos generales en la acción de la soya para disminuir el riesgo de la enfermedad aterosclerosa del corazón, la cantidad de soya necesaria para obtener una disminución de dicho riesgo parece ser diferente de acuerdo al mecanismo a considerar.

a) *Cantidad de soya considerando el mecanismo de disminución del colesterol en la sangre*

En la revisión de Anderson y colaboradores, publicada en 1995, la ingestión de proteína de soya *promedio* fue de 45 g por día. En 37% de los estudios se utilizaron 31 g por día o aun menos.

Como hemos visto, el *grado* de elevación del colesterol en la sangre es una variable importante, ya que entre más elevado esté el colesterol, el efecto de la soya es mayor, por lo que cada caso debe ser estudiado en forma individual.

Otros autores señalan que la cantidad de soya necesaria para disminuir el colesterol en la sangre puede alcanzarse bebiendo *dos tazas de leche de soya y consumiendo una ración de un análogo de carne a base de soya, al día*. Esto equivale a tres raciones de soya. En la práctica, probablemente, sea más viable utilizar bebidas proteínicas de soya, en el contexto de una dieta baja en grasa y rica en fibra (135).

b) *Cantidad de soya considerando mecanismos no relacionados con la disminución del colesterol en la sangre*

Como habíamos mencionado, la soya actúa también a través de mecanismos no relacionados con la disminución del colesterol. Estos involucran, como acabamos de ver, la inhibición de la oxidación de las lipoproteínas de baja densidad, entre otros. Para obtener los efectos benéficos relacionados con este mecanismo, al parecer se precisa de una ingestión menor de soya: *una ración al día* (135).

En resumen:

a) *Tres raciones* de soya al día para disminuir el colesterol en la sangre. Es recomendable individualizar cada caso.

b) *Una ración* de soya al día para reducir el riesgo de ateroclerosis mediante mecanismos diferentes al anterior.

Resumen del capítulo

Los mecanismos mediante los cuales la soya disminuye el desarrollo de la aterosclerosis incluyen, por un lado, la baja del colesterol en la sangre; y por otro, la inhibición de la oxidación de las lipoproteínas de baja densidad, la disminución de la proliferación de ciertas células, y la inhibición de la tendencia a formar trombos.

La disminución del colesterol ocasionada por la soya es mayor en tanto más elevado se encuentre, y se ha observado en niños y en adultos.

Los dos mecanismos generales mencionados se relacionan con los componentes de la soya, la proteína o fragmentos de la misma y las isoflavonas.

Algunos autores recomiendan, en general, la ingestión de dos raciones de leche de soya y una ración de un análogo de carne a base de soya, diariamente, para disminuir el colesterol en la sangre; y la ingestión de una sola ración de soya para obtener los efectos benéficos derivados de mecanismos no relacionados con la disminución del colesterol en la sangre. Cada caso debe individualizarse.

CAPÍTULO 6

LA SOYA Y LA MENOPAUSIA

El sistema reproductivo de la mujer

En este sistema podemos distinguir los siguientes niveles interactuantes (61):
1. El hipotálamo en el sistema nervioso central
2. La glándula hipófisis
3. Los ovarios
4. El útero

El hipotálamo y la hipófisis

El hipotálamo produce y secreta la *hormona liberadora de gonodatropinas*, la cual es transportada por la sangre hacia la hipófisis, donde estimula la producción y liberación de dos gonadotropinas: la *hormona estimulante de los folículos* y la *hormona luteinizante*.

La secreción de la hormona estimulante de los folículos empieza a elevar sus concentraciones en los últimos días del periodo menstrual previo. Esta hormona estimula a varios folículos, pero sólo uno predominará participando en la ovulación. Dicho folículo produce y secreta cantidades cada vez mayores de *estrógenos,* que a su vez estimulan a la hipófisis, contribuyendo al *aumento súbito, a mitad del ciclo,* de las hormonas estimulantes del folículo y luteinizante. El aumento pico de la hormona luteinizante *contribuye a la ovulación* y a la formación del *cuerpo lúteo.* Las concentraciones de la hormona luteinizante declinan de la misma forma en que empezaron, abruptamente.

Los ovarios y el útero

Los ovarios secretan, entre otras hormonas, estrógenos y progesterona. El 17beta-estradiol es el estrógeno principal. Tiene efectos *estimulatorios* sobre las glándulas mamarias, el útero y la vagina. En la primera mitad del ciclo menstrual los estrógenos estimulan la *proliferación del endometrio* –el recubrimiento interno del útero– e inducen la *producción de receptores* para los estrógenos y la progesterona.

El *cuerpo lúteo,* formado después de la ovulación, produce progesterona, cuya concentración aumenta progresivamente, mientras que los estrógenos tienen una segunda elevación. Normalmente la fase del cuerpo lúteo dura lo mismo que la fase previa o folicular: 14 días. Los efectos de los estrógenos y la progesterona transforman el endometrio, que pasa de ser proliferante (fase folicular), a ser secretor (fase lútea). Por último, las concentraciones de estrógeno y progesterona declinan y tiene lugar la *menstruación*. Inmediatamente se inicia un nuevo ciclo: la hormona estimulante de los folículos aumenta su secreción y los folículos del ovario son nuevamente estimulados, a menos que ocurra el embarazo o la menopausia; en el primer caso, la interrupción es transitoria, en el segundo, permanente.

El siguiente esquema puede ayudar a entender los cambios cíclicos de la menstruación (Ver figura 2).

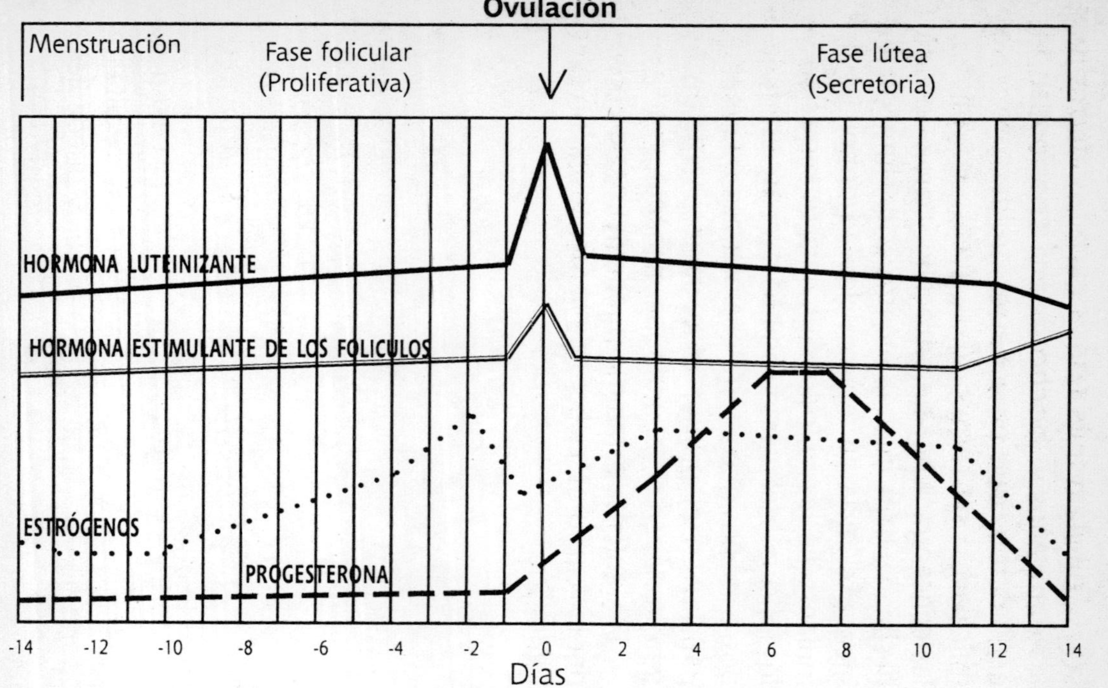

Figura 2. Cambios hormonales del ciclo menstrual. (modificado de la referencia 61)

Alteraciones relacionadas con la menopausia: bochornos, osteoporosis, enfermedad del corazón

Como hemos señalado, la menopausia es la suspensión de la producción de estrógenos y progesterona por los ovarios, con la consiguiente ausencia de la menstruación. La menopausia puede ser natural o inducida quirúrgicamente extirpando los ovarios. La menopausia se relaciona con ciertas condiciones clínicas, como los *bochornos*, la *osteoporosis* (ver capítulo 7), y el aumento del riesgo ante la *enfermedad aterosclerosa del corazón* (ver capítulo 5). En otras palabras, con la menopausia se incrementa el riesgo de angina e infarto del miocardio y puede acelerarse el desarrollo de osteoporosis; además, provoca frecuentemente ciertos síntomas, como los bochornos.

En el capítulo sobre *soya y corazón*, explicamos que la soya puede disminuir el riesgo de la enfermedad aterosclerosa del corazón. En el capítulo de *soya y osteoporosis* expondremos datos que indican que la soya es potencialmente útil en la osteoporosis postmenopáusica (137). Aquí veremos la relación entre soya y menopausia.

Debido a que la soya ha mostrado beneficios en todas las alteraciones mencionadas, resulta importante para la salud de la mujer, y puede llegar a constituirse como una opción, coadyuvante o única, frente al tratamiento de reemplazo hormonal clásico con estrógenos y progesterona. En nuestros días, las investigaciones acerca de este tema continúan y en el futuro nos aclararán con mayor detalle el papel de la soya en estas circunstancias (32).

Los bochornos

Los bochornos son un síntoma relacionado con el proceso de *disminución* de las concentraciones de estrógenos en la sangre. Los bochornos típicos se manifiestan como una sensación de calor, seguida habitualmente de sudor en la parte superior del cuerpo, con una elevación de 2 a 4 grados en la temperatura superficial. Durante la mayoría de los bochornos aumenta la hormona luteinizante.

Diversos estudios señalan que las mujeres asiáticas que ingieren soya tienen menor incidencia de bochornos en comparación a las mujeres occidentales. Sólo un tercio de ellas llegan a reportar síntomas relacionados con la menopausia, en comparación a las mujeres occidentales (134). Tanto es así que en japonés no existe una palabra equivalente para los bochornos.

Las isoflavonas de la soya y la menopausia

Las isoflavonas son fitoestrógenos que manifiestan un efecto estrogénico *leve*. Por ello, se ha investigado su utilidad en las mujeres menopáusicas, es decir, cuyos ovarios no producen estrógenos. La falta de estrógenos es un factor en el desarrollo de la osteoporosis. De aquí el interés de saber si las isoflavonas, debido a sus efectos estrogénicos débiles, son útiles o no en los trastornos relacionados con la menopausia. La mayoría de los estudios sobre soya y menopausia se han realizado en mujeres que ya no menstrúan (22, 32, 46, 53, 124, 140, 205).

1. *La soya y la mujer antes de la menopausia*

A. Cassidy, en Guildford, Inglaterra, estudió los efectos hormonales de la soya en 15 mujeres *premenopáusicas* durante *9 meses*. Estos resultados se dieron a conocer en 1996. Diariamente, seis de ellas ingirieron 60 g de proteína texturizada de soya; otras seis, 28 g; tres, 50 g al día de miso, un alimento fermentado de soya (43).

Se observó que la ingestión de 60 g al día de proteína texturizada de soya:

a) Alargó la fase folicular del ciclo menstrual.

b) Suprimió el pico de las hormonas luteinizante y estimulante de los folículos a la mitad del ciclo menstrual.

c) Retrasó la concentración pico de la progesterona.

Estos resultados sugieren que las isoflavonas de la soya son biológicamente *activas* y pueden actuar como *estrógenos débiles*. Epidemiológicamente los cambios mencionados parecen estar relacionados con la disminución en la incidencia del cáncer de mama.

En 1996, Lu y colaboradores en Galveston, Texas, Estados Unidos, dieron a conocer sus estudios sobre los efectos de 12 onzas de *leche de soya* ingerida con cada comida, en el lapso de un mes, tanto en mujeres como en hombres (124). Las mujeres comenzaron a ingerir soya dentro de los 6 primeros días después del inicio de la menstruación.

La ingestión diaria de las isoflavonas daidzeína/daidzina fue de l00 mg; la de genisteína/genistina, de 1000 mg, y la del inhibidor de Bowman Birk (otro fitoquímico de la soya, así llamado), de 105 mg. Los resultados mostraron:

En las mujeres:

a) *Disminución* de los niveles promedio en el suero de la sangre, de: 17beta-estradiol, progesterona y sulfato de dehidroepiandrosterona; 60%, 35% y 20%, respectivamente.

En los varones:

a) *Disminución* de los metabolitos derivados de la testosterona, como el 3 alfa- y el l7beta *andros-tendiol*, y el sulfato de *dehidroepiandrosterona*; l3% y l4%, respectivamente.

b) Las cifras del l7beta-estradiol y la testosterona no variaron.

Los resultados sugieren que la soya puede modificar las concentraciones de algunas hormonas. Estos efectos hormonales pueden explicar, en parte, la disminución del riesgo de desarrollar cáncer en las poblaciones que ingieren soya.

2. *La soya y la mujer después de la menopausia*

En el estudio de Baird y colaboradores del Instituto Nacional de Ciencias Medioambientales de la Salud, en Estados Unidos, publicado en 1995 y realizado en 91 mujeres después de la última menstruación, la ingestión de 165 mg de isoflavonas diariamente durante *un mes* no mostró efectos estrogénicos claros, excepto un incremento leve en el porcentaje de células superficiales de la vagina (22, 149).

Este estudio permitió suponer que se requería ingerir las isoflavonas por periodos *mayores a 4 semanas* para obtener los efectos estrogénicos en la mujer postmenopáusica. Esta suposición resultó correcta como veremos a continuación.

Las isoflavonas exhiben efectos estrogénicos y pueden disminuir los bochornos.

En un estudio bien diseñado, con grupo control y sin que los individuos participantes conocieran las sustancias utilizadas, realizado en *27 mujeres* con *menopausia*, edad promedio de 56 años, se descubrió que la proteína de soya equivalente a *80 mg de isoflavonas al día*, después de *dos meses* disminuyó significativamente la hormona luteinizante y *aumentó* las concentraciones de la hormona de crecimiento y de la prolactina, que es otra hormona. *Los bochornos disminuyeron en forma significativa*. El colesterol en el suero de la sangre también *disminuyó* (88).

Los resultados de este estudio sugieren que las isoflavonas de la soya *tienen efectos estrogénicos en las mujeres postmenopáusicas*. El mecanismo de acción parece corresponder a una estimulación de la glándula hipófisis.

Estudios en Estados Unidos de América

En una investigación realizada en 51 mujeres *perimenopáusicas*, es decir, que se encuentran alrededor de la menopausia, un grupo de ellas recibió una dieta con *aislado proteínico de soya* y se comparó con otro grupo que no recibió soya. La duración del estudio fue de *6 semanas*. La soya produjo una mejoría *leve* con respecto a los bochornos (32).

Otro estudio, realizado durante *12 semanas*, mostró resultados similares con soya equivalente a *40 mg de isoflavonas*: una mejoría *leve* de los bochornos en mujeres postmenopáusicas con bochornos diarios (205).

Estudios en Australia y Gales

En 1996, Murkies y colaboradores, en Australia y en Gran Bretaña estudiaron a 58 *mujeres postmenopáusicas*. Tenían, por lo menos, 14 *bochornos* por semana. A la dieta habitual de 28 mujeres, se agregaron *45 g de harina de soya*. Un segundo grupo de 30 mujeres siguió una dieta con *45 g de harina de trigo*. El tratamiento duró *12 semanas* (140).

Con ambas dietas los bochornos *disminuyeron* significativamente: 40% con la harina de soya y 25% con la harina de trigo. La disminución fue mayor con soya y se obtuvo en forma más temprana, dentro de las primeras semanas.

Los resultados de este estudio revelan que la soya *puede disminuir los bochornos* en las mujeres postmenopáusicas.

También en 1996, Eden y colaboradores en Paddington, Australia, estudiaron los efectos hormonales de las isoflavonas en 9 mujeres, las cuales ingirieron *160 mg de isoflavonas durante 12 semanas*. Las mujeres estudiadas tenían, en promedio, 6.7 bochornos al día (56).

Después del tratamiento con isoflavonas, *el promedio de bochornos disminuyó de 6.7 a 3.4 al día:* casi 50%.

Los resultados de las investigaciones sugieren que las isoflavonas de la soya pueden ser *útiles* en las *mujeres postmenopáusicas con bochornos.*

Estudios en animales

Estudios en animales *macaca fascicularis* con menopausia inducida quirúrgicamente mediante la extirpación de los ovarios, han utilizado dosis equivalentes del estrógeno estradiol y de isoflavonas: 1 mg/d y 148 mg/d, respectivamente. Después de 6 meses de administración de dichas sustancias, se midieron los efectos sobre el útero, el endometrio y la glándula mamaria. A diferencia del estradiol, las isoflavonas no ocasionaron proliferación del endometrio ni del tejido de la glándula mamaria, ya fueran administradas por separado o conjuntamente con este estrógeno (65).

Estos resultados sugieren que las isoflavonas pueden funcionar como *estrógenos débiles* en la mujer, contrarrestando los efectos de un exceso de estrógenos; este exceso puede favorecer el desarrollo del cáncer de mama.

Cantidad de soya necesaria para disminuir los bochornos

Algunos autores señalan que ingerir al menos *una ración* de soya al día puede disminuir los bochornos en las mujeres menopáusicas o perimenopáusicas (133). Una ración equivale a una taza de leche de soya o media taza de queso de soya. Al parecer la ingestión de soya debe durar más de un mes.

Para obtener una mejoría en los bochornos, los estudios sugieren la ingestión de 40 a 160 mg de *isoflavonas* al día, durante más de 4 semanas (ver el cuadro 7 el cual muestra las concentraciones de isoflavonas en los alimentos de soya).

CAPÍTULO 7

LA SOYA Y LA OSTEOPOROSIS

La osteoporosis es una enfermedad en la cual existe pérdida de la masa del hueso. La incidencia de osteoporosis postmenopáusica es menor en Asia, en comparación a las poblaciones occidentales. La osteoporosis afecta predominantemente a la mujer y la menopausia contribuye a su desarrollo.

Con el objeto de disponer de un contexto que nos ayude a entender la relación entre soya y osteoporosis, revisaremos algunos conceptos acerca de la remodelación del hueso (115).

La remodelación del hueso y la osteoporosis

"Remodelación" significa *resorción* –desaparición– de hueso en una superficie y *formación* de nuevo hueso en otra superficie. Estos dos procesos, *la resorción y la formación*, son realizados por células especializadas. La resorción del hueso la realizan los *osteoclastos*, y la formación, los *osteoblastos*. En el adulto, estos dos procesos son proporcionalmente iguales, por lo que la masa total del hueso se preserva.

La remodelación ósea está regulada por hormonas, por ejemplo, la hormona de la glándula paratiroides, y por los factores de crecimiento, las citoquinas y las prostaglandinas.

Cualquier trastorno en el proceso de remodelación puede producir enfermedad de los huesos. En los trastornos más comunes del esqueleto existe una masa ósea *disminuida*, lo cual indica que el proceso de *resorción* es mayor que el de *formación*. La osteoporosis es un ejemplo de ello: se caracteriza por una resorción *mayor* que su formación, lo que produce una disminución de la masa del hueso. Esta pérdida de masa vuelve más frágiles a los huesos, por lo que aumenta el riesgo de una *fractura*, aun ante traumas mínimos. Este tipo de fracturas tienden a ocurrir en determinados sitios, como en las vértebras torácicas y lumbares, y en la cadera; constituyen un preocupante problema de salud pública.

La *deficiencia* de estrógenos es un factor en el desarrollo de la osteoporosis relacionada con la menopausia natural o inducida por la extirpación de los ovarios. La deficiencia de estrógenos aumenta la producción de *citoquinas*. Las citoquinas son sustancias celulares que regulan ciertas funciones; al aumentar en cantidad, afectan la remodelación del hueso produciendo la pérdida del mismo.

Otros factores, como el exceso de proteína y de la sal en la dieta no parecen favorecer la salud del hueso, pues pueden aumentar la pérdida de calcio a través de la orina. Por el contrario, el calcio, la vitamina D y la actividad física son importantes para la salud del hueso.

Mecanismos mediante los cuales la soya puede aumentar la resistencia del hueso y disminuir la osteoporosis

1. *Menor pérdida de calcio a través de la orina.*

Debido a que la remodelación ósea, como hemos visto, es un proceso continuo y dinámico, cualquier desequilibrio que origine pérdida de calcio puede potencialmente alterar al hueso. El calcio se encuentra en su mayor parte en los huesos, por lo que debe mantener un nivel apropiado. Existen datos que indican que las dietas altas en proteína *animal* producen mayor pérdida de calcio a través de la orina o las heces. La proteína de soya y de otros frijoles no tienen este efecto. Cuando se comparan cantidades equivalentes de proteínas, los individuos que consumen proteína animal pierden aproximadamente 50% más calcio, en comparación a los que ingieren proteína de soya.

De esta forma, la proteína de soya, en comparación a la proteína animal, ocasiona una menor pérdida de calcio a través de la orina. Esto probablemente se deba a que la proteína de soya, en comparación a la proteína animal, tiene un contenido menor en *aminoácidos azufrados,* como la metionina. Los aminoácidos que contienen azufre promueven una producción mayor de sulfatos en la orina. Los sulfatos, a su vez, favorecen la pérdida de calcio en la orina. En conclusión: la proteína de soya, debido a su menor proporción de aminoácidos azufrados en comparación a la proteína animal, produce menor cantidad de sulfatos en la orina y, consecuentemente, una menor pérdida de calcio (49, 133, 134).

2. *Las isoflavonas pueden inhibir la pérdida de hueso*

La daidzeína –una isoflavona– es parecida a la ipriflavona. La ipriflavona es una sustancia que se utiliza en Europa y en Asia para el tratamiento de la osteoporosis; es más activa cuando se metaboliza. Uno de los productos de su metabolismo es la daidzeína. Como recordaremos, la daidzeína es una isoflavona de la soya. Por ello, es posible que la daidzeína sea responsable, al menos en parte, de los efectos benéficos de la ipriflavona en la osteoporosis (1).

Otros estudios señalan que la genisteína es capaz de inhibir la pérdida de hueso, al inhibir *la resorción del mismo* (6).

3. *Los alimentos de soya y el calcio*

Muchos alimentos de soya son ricos en calcio y algunos están adicionados con calcio. El tofu, hecho con sales de calcio, es un alimento rico en este mineral, al igual que el frijol de soya entero, la proteína vegetal texturizada, el tempe y la leche de soya adicionada con nutrimientos inorgánicos. El calcio de los alimentos de soya parece absorberse tan bien como el calcio de la leche.

La pérdida menor de calcio a través de la orina, la disminución de la resorción, el contenido en calcio de algunos alimentos de soya, así como los efectos favorables de las isoflavonas, ayudan a explicar porqué la soya puede ser benéfica para el hueso. A continuación expondremos algunos estudios relevantes acerca de este tema.

a. *Estudios en animales*

❋ *Las isoflavonas de la soya pueden prevenir la pérdida de hueso*

En estudios a corto plazo realizados en ratas cuyos ovarios fueron extirpados, se encontró que *las isoflavonas de la soya pueden prevenir la pérdida de hueso* (13).

Otros estudios, también realizados en ratas, encontraron que la genisteína puede proteger de la pérdida ósea relacionada con la ausencia de la función ovárica (10, 60).

❋ *La genisteína retiene la masa mineral del hueso de una manera similar a los estrógenos humanos o estradiol*

Investigaciones en ratas sin ovarios, revelan que la genisteína retiene la masa mineral del hueso, en la misma medida que dosis equivalentes de estradiol (6).

❋ *La genisteína es capaz de suprimir la función de los osteoclastos*

Como recordaremos, los osteoclastos son las células encargadas de la resorción del hueso. La resorción del hueso es el proceso opuesto a su formación. En estudios dados a conocer en 1996 existen datos a favor de que la genisteína en las aves, *suprime* la función de los osteoclastos, es decir, la resorción del hueso *in vitro* e *in vivo*, a concentraciones consistentes con un mecanismo que involucra a la enzima *tirosina cinasa*. Esto es congruente con el hecho de que los osteoclastos dependen de la actividad de las enzimas tirosina cinasas para cumplir sus funciones. Por ello, las sustancias que inhiben a la tirosina cinasa, como la genisteína de la soya, pueden ser potencialmente útiles en la prevención de la osteoporosis (28).

b) Estudios en mujeres postmenopáusicas

❋ *Las isoflavonas de la soya aumentan el contenido mineral y la densidad del hueso*

En 1966, Erdman y colaboradores, dieron a conocer sus estudios realizados en 66 mujeres postmenopáusicas que ingirieron 40 g de proteína de soya diariamente a partir de aislado proteínico conteniendo l.39 mg de isoflavonas/g de proteína, o bien, aislado proteínico conteniendo 2.5 mg de isoflavonas/g de proteína. Compararon este grupo con otro, cuya dieta incluyó caseína procedente de la leche seca, libre de grasa. El estudio duró *6 meses.* Se encontró que 40 g de aislado proteínico de soya, conteniendo *2.25 mg de isoflavonas por gramo de proteína, aumentó significativamente el contenido mineral del hueso y la densidad* en la columna vertebral y otras regiones del esqueleto, en comparación al grupo alimentado con caseína, la proteína de la leche.

Este estudio descubre un efecto benéfico de la soya y las isoflavonas sobre el hueso en las mujeres postmenopáusicas, reflejado en un aumento *significativo* de la densidad ósea. Un resultado, sin duda importante, ya que al aumentar la densidad del hueso, el riesgo de fractura disminuye (59).

Cantidad de soya requerida para obtener los efectos benéficos en relación a la osteoporosis

El estudio previo señala que la ingestión de 40 g de proteína de soya, conteniendo aproximadamente 90 mg de isoflavonas, puede ser benéfica en el tratamiento de la osteoporosis postmenopáusica. Esa cantidad de isoflavonas puede obtenerse a partir de poco más de 2 tazas de leche de soya al día (ver cuadros 6 y 7).

CAPÍTULO 8

LA SOYA Y EL RIÑÓN

El organismo está formado en su mayor parte por agua. La cantidad de grasa afecta la *proporción* de agua existente en un individuo. Por ejemplo, si el peso corporal se incrementa debido a un aumento de la grasa, como en la obesidad, el peso corporal de su agua disminuye. Las proporciones normales de los diversos componentes del organismo, descontando esa grasa variable, son las siguientes: 70% de agua, 20% de sólidos y aproximadamente 10% de grasas.

El agua en el organismo se encuentra *dentro* o *fuera* de las células. En el primer caso hablamos de líquido *intra*celular; en el segundo, de líquido *extra*celular. Dado que la composición y la cantidad de alimentos y líquidos que ingerimos es variable, se necesita la excreción continua de sustancias, en proporciones suficientes para *equilibrar* lo que se ingiere con lo que se desecha.

Los riñones son los órganos encargados de mantener la composición del líquido extracelular en un equilibrio dinámico. Así contribuyen también al equilibrio en la composición del líquido intracelular.

Las funciones del riñón le permiten la excreción de cualquier *exceso* de agua ingerida, de sustancias no metabolizadas contenidas en la dieta y de los productos finales no volátiles del metabolismo de las proteínas como la urea y la creatinina. Por el contrario, cuando existe *déficit* en la ingestión de agua o en cualquier otro componente principal de los líquidos corporales, el riñón disminuye su excreción. El efecto neto del funcionamiento del riñón es el mantenimiento de una concentración relativamente constante de determinadas sustancias.

En resumen, el riñón elimina los residuos del metabolismo de algunas sustancias tóxicas, regula el *volumen* del líquido extracelular y el equilibrio *hídrico, osmótico, iónico* y *ácido base* del organismo, entre otras funciones. De esta forma mantiene la constancia del medio interno y permite la vida de las células, como ya había señalado Claude Bernard desde 1878 (27, 94).

Sin embargo, cuando el riñón enferma, no puede realizar sus funciones de mantenimiento dinámico de los líquidos corporales. Esto puede manifestarse, entre otros efectos, como:

a) Aumento en la sangre de los desechos metabólicos, como la urea y la creatinina.

b) Excreción anormal de proteínas en la orina, como sucede en el llamado síndrome nefrótico o en la diabetes con daño renal.

Las proteínas animal y vegetal ¿son iguales para el riñón?

A propósito del riñón esta pregunta resulta significativa y adquiere una dimensión fundamental para el tratamiento de sus enfermedades. En el tratamiento de la insuficiencia renal es común *disminuir* la ingestión de proteínas. La restricción dietética de proteínas mejora la circulación de la sangre en los *glomérulos*; éstos son la unidad funcional del riñón (36). Existen pruebas en animales y en seres humanos que fundamentan esta medida destinada a *reducir* la progresión de la insuficiencia renal (110).

Diversos investigadores se han hecho la misma pregunta que da título a estos párrafos. Resultados recientes, procedentes de diversas investigaciones, empiezan a informar que las proteínas animal y vegetal *no son iguales* para el riñón. Es decir, la respuesta del riñón a estos dos tipos de proteínas parece ser diferente (52). Los siguientes datos lo demuestran:

1. En las personas vegetarianas totales y lactovegetarianas se ha encontrado una menor tasa de filtración glomerular, así como una menor excreción de proteínas en la orina, en comparación a los individuos omnívoros (134, 200). Conviene señalar que en esos estudios la cantidad de proteínas ingeridas tendió a ser menor en las personas vegetarianas, lo cual también pudo contribuir con los resultados.

2. Las ratas alimentadas con proteína vegetal tienen mayor sobrevida, menor proteinuria (proteínas en la orina) y menor daño renal, en comparación a las ratas alimentadas con proteína animal (201).

Estudios en individuos sanos

Los estudios de Kontessis y colaboradores, publicados en 1990, investigaron los efectos de la proteína de soya sobre el riñón, en comparación a la proteína animal, en individuos sanos. Los resultados indicaron que las respuestas del riñón a la proteína animal –Kontesis utilizó carne de res– y a la proteína de soya, son diferentes. Con la proteína animal el riñón responde aumentando la tasa de filtración glomerular y el flujo plasmático, mientras que con la proteína de soya estos efectos no se observan.

En forma más detallada, la proteína *animal* produce una respuesta del riñón que se manifiesta en una tendencia a incrementar la pérdida de proteínas en la orina, y modificar el flujo de la sangre en el glomérulo y en el tejido del riñón; con la proteína de soya no ocurre lo mismo. El mecanismo de dicha diferencia en las respuestas no se conoce con certeza. Es posible que involucre cambios hormonales, por ejemplo, en la hormona llamada glucagon, y en la secreción de prostaglandinas, las cuales son sustancias importantes para el funcionamiento del riñón; también pueden considerarse efecto de los fitoquímicos de la soya aún desconocidos en la actualidad (127).

Estudios en individuos con enfermedades del riñón

1. *Síndrome nefrótico*

En 1996, Gentile y colaboradores en Milán, Italia, informaron de sus estudios en 40 pacientes con *síndrome nefrótico*, una enfermedad del riñón que se manifiesta por pérdida de proteínas en la orina y aumento del colesterol y la presión arterial (72).

Las personas fueron alimentadas con una dieta vegetariana con soya, baja en proteínas y en grasas. Los resultados del estudio revelaron:

a) Disminución significativa de la excreción de proteínas a través de la orina.

b) Disminución de las lipoproteínas de baja densidad y del colesterol total en el suero de la sangre.

Es decir, la dieta vegetariana con soya produjo una mejoría: disminuyó la pérdida de proteínas en la orina y el colesterol en la sangre. En este estudio la soya formó parte de una dieta vegetariana baja en proteínas y en grasas. Por ello, no deben atribuirse todos los efectos favorables a la soya.

2. *Pacientes con diabetes y daño renal*

Anderson y colaboradores de la Universidad de Kentucky, Lexington, en 1996, estudiaron el efecto de la proteína animal y la proteína de soya sobre la función del riñón en 8 pacientes masculinos con diabetes y trastorno del riñón (9).

Después de 42 días de ingerir la soya, los resultados descubrieron una disminución significativa de los desechos metabólicos de las proteínas, como la urea, en el suero de la sangre.

En conclusión, los resultados muestran *una mejoría de la función renal* con proteína de soya, en comparación a la animal. Esta mejoría se manifestó por una menor retención de los desechos metabólicos de las proteínas.

Estudios en animales

Martínez y colaboradores en Zaragoza, España, en 1996, informaron en estudios en *ratas* que la genisteína y el equol –dos isoflavonas– estimulan la excreción de líquidos y electrólitos como el sodio y el potasio por el riñón. Este patrón de estimulación fue similar al del furosemide, un medicamento diurético (130).

Resumen del capítulo

Los datos previos permiten argumentar que la proteína de soya es potencialmente útil en las enfermedades del riñón. Mejora la función del riñón, la excreción de proteínas en la orina es menor y la retención de los productos de desecho de las proteínas en el suero de la sangre es menor. Estudios en animales sugieren que la soya puede favorecer la excreción de líquidos y electrólitos por el riñón.

La cantidad de proteína de soya en la dieta debe determinarse en función de las características específicas de cada paciente.

CAPÍTULO 9

LA SOYA Y LOS CÁLCULOS BILIARES

Los cálculos biliares son más comunes en las personas que consumen proteínas animales que en las que no lo hacen (150).

La bilis está compuesta de sales biliares, bilirrubinas, colesterol, fosfolípidos, ácidos grasos, agua, electrólitos, sustancias orgánicas e inorgánicas. Las paredes de la vesícula absorben agua y concentran la bilis (79).

Los cálculos biliares se forman en la vesícula biliar. Pueden ser de dos tipos:

1. Los más comunes, entre el 70 y el 80% están formados de colesterol, y se llaman cálculos de colesterol. Estos cálculos tienen varias capas de *cristales de colesterol*, entre otros componentes.

2. Los menos comunes están formados por pigmentos.

El colesterol en la bilis es un componente menor, pero su significación clínica es enorme. El colesterol es insoluble en agua y, si no existe suficiente concentración de sales biliares, se *precipita*, es decir, forma cristales y puede originar cálculos. La formación de cálculos biliares de colesterol se ve reforzada cuando el hígado produce bilis con exceso de colesterol. Lo que sucede habitualmente es un aumento del colesterol en la vesícula y, menos frecuentemente, un déficit de sales biliares. En cualquier caso, la concentración de sales biliares termina siendo insuficiente para solubilizar el colesterol y éste puede precipitarse y formar *cristales*. Otros elementos, como las proteínas biliares, las lipoproteínas y la poca movilidad de la vesícula, pueden promover la formación de un núcleo a partir del cual puede crecer el cálculo.

La soya contiene *lecitina*, una grasa que al intercalarse entre las moléculas de sales biliares, mejora la eficiencia de la bilis para solubilizar el colesterol. La solubilización del colesterol actúa en contra del desarrollo de cálculos biliares.

Una vez que un cálculo empieza a formarse, su radio aumenta un promedio de 2.6 mm por año. Los síntomas, si es que ocurren, aparecen en promedio 8 años después.

Como hemos visto en capítulos previos, la soya es capaz de disminuir el colesterol en la sangre, por lo cual puede alterar la formación de los cálculos biliares. A través de la lecitina, la soya podría disminuir la formación de estos cálculos.

Estudios clínicos

Catala y colaboradores en Jouy-en-Josas y París, Francia y en Vilvoorde, Bélgica, en 1996, dieron a conocer sus estudios en 12 varones sanos, de 29 años de edad en promedio, sin cálculos en la vesícula biliar. Los individuos fueron alimentados en intervalos de dos semanas con proteína animal, con su dieta habitual, y con proteína de soya, respectivamente. Los resultados mostraron diferencias en la cristalización del colesterol cuando se alimentaron con proteína de soya. Esta cristalización se vio *retrasada* +4 días y *disminuida* en -0.26 mg de cristales de colesterol por ml de bilis en equilibrio. La proporción de ácido *ursodeoxicólico*, las proteinas biliares y diversas clases de lecitinas de la bilis aumentaron al *doble* cuando los individuos ingirieron soya. El ácido ursodeoxicólico es usado actualmente como tratamiento para la disolución de los cálculos biliares. Todos los cambios encontrados pueden explicar, por lo menos en parte, el *retraso en la cristalización del colesterol* ocasionada por la proteína de soya (44).

Dicho estudio sugiere que la soya puede ser potencialmente útil en los cálculos biliares, al retrasar y disminuir la cristalización del colesterol.

Resumen del capítulo

Existen datos que permiten suponer que la soya puede ser útil en retrasar la formación de cálculos biliares. El mecanismo parece incluir una modificación en la composición de la bilis y la disminución de la formación de cristales de colesterol. En el estudio mencionado, la proteína de soya fue la fuente predominante de proteínas en la dieta, es decir, correspondió a poco menos de la cantidad recomendada para adultos, que es de 0.75 g por kg (213). El efecto de la soya sobre los cálculos biliares apenas *empieza* a investigarse. Nuevos estudios enriquecerán nuestro conocimiento.

CAPÍTULO 10

LA SOYA Y LA TELANGIECTASIA HEMO-RRÁGICA HEREDITARIA

La telangiectasia hemorrágica hereditaria es una enfermedad genética no ligada al sexo (autosómica dominante), que se manifiesta con hemorragia nasal, hemorragia gastrointestinal y migraña o dolor de cabeza. En esta enfermedad existe un trastorno en la formación de los vasos sanguíneos que afecta predominantemente a los pulmones, el cerebro, la nariz y el aparato digestivo. No se dispone de un tratamiento efectivo para este trastorno.

Como hemos visto en capítulos previos, una isoflavona de la soya, la genisteína, *inhibe* la formación de nuevos vasos sanguíneos. Debido a esto se ha estudiado la utilidad potencial de la genisteína en el tratamiento de esta enfermedad (114).

Korzenik y colaboradores, de la Escuela de Medicina de la Universidad de Yale, División de Enfermedades Digestivas, en New Haven, Connecticut, en Estados Unidos, dieron a conocer en 1996 sus estudios acerca de los efectos de la genisteína en personas con telangiectasia hereditaria hemorrágica (113).

De seis pacientes con hemorragia nasal, tres tuvieron una *resolución completa o casi completa*, y otro tuvo una mejoría significativa. Esta mejoría se obtuvo en las primeras semanas del tratamiento.

De tres pacientes con *hemorragia digestiva*, uno mostró mejoría.

De cuatro pacientes con *migraña*, por lo menos con tres episodios al mes durante más de cinco años, *todos tuvieron un alivio completo del dolor de cabeza*.

¿Cantidad de proteína de soya?

La cantidad de aislado de proteína de soya utilizada fue de *29 g dos veces al día* (ver cuadros 6 y 7). Conviene señalar que, en todos los usos *terapéuticos* de la soya, es recomendable *individualizar* la cantidad de proteína de soya, en función de las características específicas de cada paciente.

Resumen del capítulo

La genisteína de la soya puede ser potencialmente útil en el tratamiento de la telangiectasia hereditaria hemorrágica. La mejoría se manifesta con menor hemorragia y disminución del dolor de cabeza.

CAPÍTULO 11

LA SOYA Y LA SALUD DEL LACTANTE

Las fórmulas a base de soya

Las fórmulas a base de soya contienen *aislado de proteína de soya* como fuente de proteínas y están adicionadas con el aminoácido *metionina*. Los hidratos de carbono corresponden a la sacarosa y a sólidos del maíz. Los minerales se encuentran en forma de suspensión. Recordemos que la alimentación de primera elección para los recién nacidos es la del seno materno. Las fórmulas a base de leche de vaca o de proteína de soya se utilizan cuando hay algún impedimento para alimentarlos de modo natural. Se recomiendan particularmente las fórmulas a base de soya cuando existen trastornos específicos, como la alergia a la leche de vaca (34). También se recomiendan en la alimentación de lactantes y niños que se recuperan de una diarrea. Lo mismo cuando existe intolerancia a la lactosa o azúcar de la leche.

En los pueblos asiáticos la soya, en forma de tofu, se utiliza también para el destete, y en salsa como condimento (157).

Las recomendaciones nutrimentales para los lactantes de pretérmino o prematuros difieren de los de término. Por ello, las fórmulas a base de soya no se recomiendan para los prematuros.

Alergia a la proteína de la leche de vaca e intolerancia a la lactosa

La proteína y el azúcar de la leche de vaca: caseína y lactosa, respectivamente, son en ocasiones poco toleradas, sobre todo por los recién nacidos. En estas circunstancias las fórmulas a base de soya resultan apropiadas, ya que no contienen caseína ni lactosa. En las poblaciones occidentales, las fórmulas a base de soya han sido utilizadas desde los años veinte en el tratamiento de la alergia a la caseína de la leche (33).

Las fórmulas a base de soya y la nutrición del recién nacido

En 1992 Fomon y Ziegler, de la Universidad de Iowa, en Estados Unidos, resumieron los datos acerca del crecimiento de los lactantes de término entre 8 y 112 días de edad, alimentados con fórmula a base de soya, comparados con los alimentados con fórmula a base de leche de vaca (62). Encontraron:

1. Las ganancias en peso corporal y talla son similares en los lactantes alimentados indistintamente. La alimentación con fórmula a base de soya produjo un crecimiento comparativamente igual al ocasionado por la fórmula a base de leche de vaca.

2. Con ingestas calóricas similares, 46 lactantes del sexo masculino y 55 del femenino, entre 8 y 111 días de edad, alimentados con fórmulas a base de soya, aumentaron 3l.4 y 28.3 gramos por día, respectivamente. Por su parte, 57 lactantes masculinos y 46 femeninos, alimentados con fórmulas a base de leche de vaca, incrementaron 32.1 y 28 gramos por día. Estos incrementos en el peso corporal no difieren significativamente entre sí. Es decir, los lactantes alimentados con fórmula a base de soya tuvieron un crecimiento semejante o igual a los alimentados con fórmula a base de leche de vaca (62).

Por su parte, Churella reportó en 1994 que una fórmula a base de soya con 2.45 g de proteína y alrededor de 640 micromolas de aminoácidos azufrados totales por l00 Kcal, puede satifacer los requerimientos de proteínas de los lactantes de término entre los 2 y los ll2 días de edad (62).

Todo ello nos dice que las fórmulas a base de soya son capaces de nutrir a los lactantes que las necesitan (100).

Las fórmulas a base de soya y la nutrición de los huesos

Existen datos a favor de que el contenido mineral de los huesos en los niños alimentados con fórmulas a base de soya es similar al observado con leche humana o de vaca (62).

Las isoflavonas y la salud del lactante

Las fórmulas a base de soya contienen entre 32 y 47 microgramos por ml de isoflavonas totales. Los lactantes de 4 meses de edad con ingestión aproximada de 900 a 1000 ml de fórmula al día, ingieren al mismo tiempo entre 28 y 47 mg de isoflavonas. En ellos se ha reportado una concentración plasmática total de isoflavonas, en promedio, de 980 nanogramos por ml. Estas concentraciones son más altas que las reportadas en los adultos a los cuales se les administra una dosis oral de 50 mg de isoflavonas: 300 ng/ml; en los que ingieren alimentos de soya conteniendo cantidades similares de isoflavonas: 50-200 ng/ml; y en los que consumen soya en Japón: 40-240 ng/ml. Si expresamos estas diferencias en miligramos por kilogramo de peso, la concentración de isoflavonas en los lactantes es mayor que en los adultos que habitualmente comen soya: de 2 a 4.4 en los lactantes con ingesta aproximada de isoflavonas de 15 a 35 mg al día, y de 0.7 a 2.1 en los adultos con ingesta aproximada de isoflavonas de 50 a 150 mg al día.

Si bien las concentraciones de isoflavonas en el plasma de la sangre de los lactantes son mayores, las concentraciones en la *orina* son *menores* a las del adulto. Esto sugiere una menor excreción de las isoflavonas por los lactantes.

La mayor concentración de isoflavonas en el plasma de los lactantes ha llevado a la pregunta sobre sus posibles efectos adversos. En Japón y en China el consumo de los productos de soya se inicia desde la más temprana infancia y posiblemente redunda en beneficios de largo alcance para la salud. Como ya explicamos en el capítulo 4, no hay evidencia que sugiera que la ingestión de isoflavonas en las cantidades presentes en los alimentos de soya tenga efectos adversos en los seres humanos.

La leche humana y las isoflavonas

La leche humana no es fuente importante de isoflavonas. Sus concentraciones de isoflavonas fluctúan entre 5 y 15 nanogramos por ml. Si la madre ingiere soya, las concentraciones mencionadas pueden incrementarse hasta diez veces. A pesar de ello, la ingestión de isoflavonas a partir de la leche humana es de sólo 0.005 a 0.01 mg, aun si la madre ingiere soya. Es improbable que cantidades tan pequeñas tengan efectos biológicos (101, 164-167).

Seguridad de las isoflavonas

Tomando en cuenta que las etapas tempranas del desarrollo, como la intrauterina y la lactancia, son más susceptibles que otras a diversas influencias medio ambientales, y a que la soya contiene sustancias biológicamente activas, como las isoflavonas, los estudios científicos se enfocan en la actualidad a dilucidar la relación de la soya con el proceso reproductivo, el desarrollo del embrión humano, el desarrollo del feto y la salud de los lactantes.

Epidemiológicamente, no se han reportado efectos adversos cuando se ingiere soya *bien procesada o cocida*. En los pueblos asiáticos es frecuente que los niños ingieran soya mucho antes de los 18 años de edad y no se han reportado efectos adversos. Como sabemos, en los pueblos asiáticos la soya se ha utilizado de una forma segura en la alimentación humana durante miles de años. La explicación reside probablemente en el hecho de que es difícil alcanzar concentraciones tóxicas de isoflavonas a partir de la alimentación. La cantidad de alimento que podemos ingerir tiene un límite fisiológico (21) (ver introducción a la Parte II).

Resumen del capítulo

Numerosos estudios han señalado el valor nutritivo y la adecuación de las fórmulas a base de soya en la nutrición de los lactantes. Su uso en el tratamiento de la alergia a la proteína de la leche de vaca y la intolerancia a la lactosa es bien conocido. Las fórmulas a base de soya no contienen caseína ni lactosa, la proteína y el azúcar de la leche. Además, en los pueblos asiáticos la soya se utiliza en forma de *tofu* para el destete, por su consistencia blanda y su contenido en proteínas. Se usa también en la alimentación de lactantes y niños que se recuperan de un síndrome diarreico, y como salsa para condimentar.

PARTE III

USO DE LA SOYA

Las consideraciones acerca del uso y las propiedades de la soya y sus productos son válidas siempre
y cuando dichos alimentos se encuentren *adecua-
damente procesados y cocinados*. Por ejemplo, el
procesamiento adecuado de la proteína de soya
mediante el calor optimiza su digestibilidad. Si los
productos a base de proteína de soya se encuentran apropiadamente procesados llegan a tener una
digestibilidad entre el 92% y el 100%. El tratamiento apropiado con calor de la proteína de soya
puede disminuir los llamados inhibidores de
proteasas, con lo cual la digestibilidad aumenta
(74). Por el contrario, el *sobre calentamiento* de
la proteína de soya, puede disminuir la calidad
de la proteína, como consecuencia de la oxidación de sus aminoácidos.

CAPITULO 12

ALIMENTOS DE SOYA

Los alimentos de soya pueden dividirse en dos clases: los *fermentados* y los *no fermentados* (24, 25, 82, 83).

Alimentos de soya no fermentados

Mencionamos los siguientes:

1. Frijol de soya entero seco
2. Frijol de soya verde
3. Harina de soya entera
4. Leche de soya
5. Tofu
6. Okara
7. Yuba

1. *Frijol de soya entero*
   Se encuentra disponible como frijol seco; necesita remojarse, y cocinarse. También puede germinarse.

2. *Frijol de soya verde*

El frijol de soya verde se almacena aproximadamente cuando tiene un 80% de madurez. Habitualmente se congela. Tiene un sabor diferente al del frijol de soya seco o maduro. Se usa para bocadillos o entremeses. En la actualidad también se produce frijol de soya dulce.

3. *Harina de soya*

Se obtiene del frijol de soya. Su contenido es alto en proteínas y bajo en hidratos de carbono. En el horneado o panadería, la harina de soya se mezcla habitualmente con otras harinas. También se usa para dar consistencia a las salsas y para reemplazar los huevos en los productos horneados.

La proteína texturizada de soya se obtiene a partir de la harina. Veintiún gramos en peso seco de proteína texturizada, aproximadamente media taza, contienen: 11 g de proteína, 7 g de hidratos de carbono, 0.2 g de grasas (25). Es alta en potasio. Puede contribuir al aporte de calcio, magnesio y fibra en la dieta. Necesita hidratarse antes de consumirse o de prepararse en algún platillo. Las proporciones de nutrimentos pueden variar, por lo cual conviene leer las etiquetas de información nutrimental.

4. *Leche de soya*

Es un producto no lácteo; se obtiene del frijol de soya. No contiene colesterol y su cantidad en grasas y sodio es baja. Puede reemplazar a la leche de vaca en cualquier receta. Cabe anotar que las fórmulas a base de soya para lactantes han sido diseñadas especialmente y no son iguales a la llamada leche de soya. Las primeras tienen como fuente de proteínas al aislado proteínico de soya.

5. *Tofu*

Se obtiene de la leche de soya coagulada. Contiene proteínas y baja cantidad de grasas saturadas. No contiene colesterol. Su blandura y capacidad para absorber sabores, lo convierten en un ingrediente muy versátil en la cocina. El tofu es uno de los alimentos de soya que más aceptación ha tenido en las poblaciones occidentales. Es fácil de digerir.

6 y 7. *Okara y yuba*

En el proceso de producción de leche de soya, después de colarla, queda un residuo. Este se llama *ókara*. Al calentar la leche de soya se forma una capa en su superficie llamada *yuba*. Se utiliza en la cocina asiática y en la budista. En Occidente puede obtenerse en su forma seca o congelada.

Alimentos de soya fermentados

Enlistamos los siguientes:
1. Miso
2. Tempe
3. Salsa de soya
4. Natto

1. *Miso*

Es un pasta salada que se obtiene a partir de la fermentación del frijol de soya. Se puede usar como condimento. Es concentrado. Existen diversas variedades en color, textura, sabor y aroma. Es bajo en grasas y calorías. El miso no pasteurizado es rico en enzimas y bacterias que ayudan a la digestión. Se digiere fácilmente. Agrega profundidad al sabor de las sopas, marinadas, aderezos para ensaladas y platillos principales. Debe mantenerse en refrigeración.

2. *Tempe*

Se fermenta a partir del frijol de soya entero. Se digiere fácilmente. Tiene una textura chiclosa. Contiene más proteínas que el tofu. Su contenido en fibra es mayor que el de la leche de soya y el tofu. Contiene también calcio, vitaminas del complejo B y hierro. Se puede comprar como hamburguesas de tempe y usar como ingrediente en muchas recetas (187).

3. *Salsa de soya*

Es un término genérico para la salsa salada, de color oscuro, hecha con *frijol de soya* fermentado y hervido, y *trigo* tostado o *cebada*. Se utiliza como condimento. El *Shoyu* y el *Tamari* son formas naturales de esta salsa, producidas mediante fermentación. Debido a que las formas naturales pueden llegar a requerir hasta dos años para su elaboración, la mayoría de las salsas de soya comerciales se fermentan durante 3 a 6 meses, en condiciones controladas.

4. *Natto*

El *natto* es un alimento de soya fermentado utilizado en Asia. Se le describe con sabor y aroma intensos. Se sirve con mostaza y salsa de soya.

Es recomendable leer las etiquetas de los productos comerciales de soya para estar seguro de lo que se compra.

Los cuadros 2, 3, 5, 6 y 7 describen la composición de los productos y alimentos de soya en cuanto a nutrimentos e isoflavonas.

CAPÍTULO 13

PREPARACIÓN DE LA SOYA Y DERIVADOS

La soya se encuentra accesible en mercados, supermercados y tiendas especializadas en alimentación natural, en forma de frijol de soya, germen de soya, leche de soya en polvo, queso de soya conocido como *tofu*, harina de soya, panadería y repostería adicionada con harina de soya, salsa de soya, y la soya texturizada deshidratada de diversos tamaños: tipo picadillo, albóndigas o filetes, entre otras variedades; al natural o con sabores como res, pollo, jamón y chorizo. Algunos de estos derivados apenas están introduciéndose en el mercado alimentario y sólo se consiguen en determinados establecimientos, pero también pueden prepararse en casa. A continuación explicaremos el procedimiento, además de los pasos para la hidratación de la soya texturizada.

Leche de soya

Poner a remojar toda la noche 1 taza de frijol de soya. Lavarlo varias veces. Hervir 3 tazas de agua en una olla. Licuar el frijol con otras 3 tazas de agua. Agregar el frijol licuado a la olla donde están hirviendo las primeras 3 tazas de agua. Dejar hervir a fuego moderado durante 15 minutos, sin dejar de mover la mezcla. Posteriormente, colarla con un lienzo de manta. El líquido obtenido es la leche de soya, que puede usarse en todo tipo de platillos: sopas, salsas, postres, licuados, repostería, etcétera.

La masa que quedó en la manta es otro derivado de la soya llamado *ókara*. Se puede usar para diversos guisados sustituyendo a la carne. Por su consistencia y sabor sirve perfectamente para la elaboración de hamburguesas, picadillo y para rellenar chiles, enchiladas, etcétera.

Queso de soya o tofu

El tofu es un tercer paso en el procedimiento arriba explicado. Una vez obtenida la leche, se le añade el jugo de 1 limón y se pone a fuego lento a que cuaje. Se le deja enfriar y se escurre sobre una manta a que saque todo el suero, como si se exprimiera. Los sólidos restantes son el queso, al que se le puede añadir cualquier condimento como sal de cebolla, de ajo u otros, servirlo como requesón o darle la forma deseada y refrigerar.

Hidratación de la soya texturizada

En una olla de agua hirviendo se vierte la soya texturizada y se deja a fuego moderado entre 15 y 20 minutos, según la cantidad. Se deja enfriar y se escurre perfectamente, exprimiendo con las manos o con un aplanador. Está lista para utilizarse en cualquier platillo. Una taza de soya texturizada, antes de hidratarse, rinde aproximadamente para 4 raciones.

CAPÍTULO 14

SELECCIÓN DE RECETAS DE COCINA

A continuación se ofrece un breve muestrario de las posibilidades culinarias de la soya. Algunas de estas recetas se han inspirado en los libros de Mark y Virginia Messina, y de Marie Oser, señalados en la bibliografía, aunque se han traducido, modificado y adaptado a nuestra cocina para su incorporación en esta obra (133, 142). Su resultado final, así como los nombres de los platillos, son creación de mi esposa, la escritora Ethel Krauze, también autora de *La nueva cocina vegetariana: Deliciosas recetas para el Siglo XXI, aderezadas con poesía* (116), libro recientemente publicado en esta misma editorial y en el que, además, expongo una perspectiva científica y actualizada de la alimentación vegetariana y sus beneficios para la salud.

Todos los ingredientes se encuentran en mercados, supermercados y tiendas especializadas en alimentos naturales. Son platillos bajos en grasa, naturales, fáciles de preparar, económicos, saludables y sabrosos. A partir de estos ejemplos pueden ir creándose diversas variantes y combinaciones, según el gusto y las necesidades de cada individuo. Las cantidades están planteadas para 4 raciones.

HAMBURSOYA

Hamburguesa de Soya

Ingredientes:

3 cucharadas de aceite de oliva
1/4 de taza de cebolla picada
1/4 de taza de pimiento verde picado
1/4 de taza de apio finamente picado
1 taza de frijol de soya cocido
1 taza de arroz integral cocido
1/4 de taza de harina integral
Agua la necesaria
Semillas de ajonjolí tostado para espolvorear

Preparación:

Se deja remojando el frijol de soya unas horas, o de preferencia desde la noche anterior. Posteriormente se pone a cocer durante 45 minutos en la olla expres con 6 tazas de agua. En una sartén se calienta a fuego lento el aceite, se añade la cebolla, el pimiento verde y el apio salteándolos a que se suavicen. Se agrega el frijol cocido, el arroz previamente cocido al vapor y la harina, removiendo y agregando agua, de ser necesario, para lograr la mezcla. Formar 4 hamburguesas y cubrirlas por ambos lados con las semillas de ajonjolí. Por último, en una sartén antiadherente, dorarlas ligeramente por ambos lados.

Análisis nutrimental:

Por ración:

572 calorías; 35 gramos de proteína; 29 gramos de grasa; 48 gramos de carbohidratos.

Porcentaje de grasa: 44%

SOYA MEXICANA

Sopes, tostadas, nachos, chilaquiles y otros antojitos

Ingredientes para el guiso:

12 sopes o 12 tostadas enteras o en cuartos, según se elija la variante del platillo para nachos, chilaquiles y demás posibilidades de la tortilla.

1 taza de soya texturizada

1 diente de ajo picado

1 pizca de comino

1 taza de jitomate molido

1 cucharada de cebolla morada picada

1 cucharada de pimiento verde picado

1 cucharadita de aceite de olivo

1/2 taza de caldo vegetal

Preparación:

Se hidrata la soya texturizada en agua hirviendo (véase capítulo anterior). Aparte, se calienta el aceite de oliva en la sartén, salteando la cebolla, el pimiento y el ajo. Se agrega la soya hidratada y el caldo vegetal, removiendo frecuentemente durante 10 minutos. Por último se añade el comino, el jitomate molido y el cilantro y se deja cocinando todo 10 minutos más.

Ingredientes para la salsa de queso de soya:

1/3 de taza de queso de soya o tofu suave, escurrido
1 cucharadita de jugo de limón
1/2 diente de ajo pelado
1/3 de taza de leche de soya

Preparación:

Se bate el tofu en la batidora. Se le agregan los demás ingredientes, batiéndolos a que se suavicen y adquieran la consistencia de una salsa.

Por último, se esparce el guiso sobre los sopes, tortillas, nachos, o chilaquiles, y se cubre con una capa de salsa de queso. Se calientan en cualquier tipo de horno unos minutos y se sirven acompañados de frijolitos negros.

Análisis nutrimental:

Por ración (incluyendo una capa de frijol negro y salsa de tofu):

224 calorías; 22 gramos de proteína; 5 gramos de grasa; 40 gramos de carbohidratos; 10 gramos de fibra; 34 gramos de calcio; 0 colesterol.

Porcentajes: 30% de proteína; 55% de carbohidratos; 12% de grasa.

SOYITOS
Botanita de frijol de soya
Ingredientes:

1 taza de frijol de soya remojado
Sal al gusto
Aceite de oliva para barnizar o aceite en aerosol

Preparación:

Barnizar una charola para hornear con el aceite de oliva o rociarla con el aceite en aerosol. Colocar una capa de frijoles a que doren en el horno durante 1 hora, aproximadamente, moviéndolos regularmente. Sacarlos y esparcirles la sal. Están listos para servirlos como botanita con limón y chile piquín, o bien para añadirlos en algún platillo realzando su calidad nutritiva, su contenido de soya y su sabor.

Análisis nutrimental:

Por ración:

102 calorías; 9 gramos de proteína; 5 gramos de grasa; 7 gramos de carbohidratos; 68 gramos de calcio; 0 colesterol.

Porcentajes: 33% de proteína; 27% de carbohidratos; 40% de grasa.

PASTA DELISOYA
Delicias de pasta con soya texturizada

Ingredientes:

1/2 kilo de pasta integral al gusto: espagueti, tortiglioni, macarrones, coditos, fetuchini, etcétera

1 taza de soya texturizada tipo picadillo

1 cebolla blanca chica, finamente picada

1 taza de salsa de jitomate

300 gramos de jitomate cocido rebanado

1 cucharada de aceite de oliva

Preparación:

Se hidrata la soya texturizada (véase capítulo anterior). Se cuece la pasta en agua hirviendo por 12 minutos. En una sartén calentar a fuego lento el aceite de oliva, añadir la cebolla y saltearla hasta que se suavice. Luego añadir la soya y saltearla por 3 minutos. Agregar la pasta, los jitomates y la salsa. Tapar a que caliente y servir acompañada de alguna verdura al vapor, como brócoli o berenjena.

Análisis nutrimental:
Por ración:
556 calorías; 25 gramos de proteína; 5 gramos de grasa; 110 gramos de carbohidratos.
Porcentaje de grasa: 7%

TOFUNESA
Mayonesa de tofu
Ingredientes:
230 gramos de tofu
1/4 de taza de jugo de limón
1 cucharada de aceite de oliva
1/4 de cucharadita de sal
Agua la necesaria

Preparación:
Combinar en la batidora el tofu, el jugo de limón, el aceite y la sal, batiendo hasta que se incorporen. Añadir un poco de agua y volver a batir hasta que tenga la consistencia de la mayonesa. Refrigerar. Es excelente en sándwiches, o como aderezo en ensaladas y guisos.

Análisis nutrimental:
Por ración:
11 calorías; 0.7 gramos de proteína; 0.8 gramos de grasa; 0 gramos de carbohidratos.
Porcentaje de grasa: 64%

SOYA SOPA SABROSA

Cremosa sopa de verduras con leche de soya

Ingredientes:

2 tazas de caldo vegetal

6 piezas de la verdura elegida: en este caso, zanahorias medianas finamente rebanadas

1 cebolla blanca chica, picada

2 cucharaditas de curry en polvo

1/2 taza de leche de soya (la leche de soya que se compra en polvo se prepara mezclando 2 cucharadas por taza de agua)

Preparación:

En una olla se mezcla el caldo, las zanahorias, la cebolla y el curry, y se cuece a fuego moderado a que todo se suavice. Se vierte esta mezcla en la batidora o en la licuadora a que se haga puré. Este puré se devuelve a la olla previa y se revuelve con la leche de soya. Se cuece a fuego bajo hasta que se caliente. Se sirve con cuadritos de pan tostado.

Análisis nutrimental:

Por ración:

64 calorías; 2 gramos de proteína; 1 gramo de grasa; 13 gramos de carbohidratos.

Porcentaje de grasa: 11%

HAMBURTOFU
Hamburguesa de tofu

Ingredientes:
250 gramos de tofu
1/4 de taza de avena
1/4 de taza de pan molido
2 cucharadas de cebollín picado
2 cucharadas de nueces picadas
1 cucharada rasa de sazonador o caldo vegetal
    o en polvo
1 y 1/2 cucharadas de zanahoria rallada
1 cucharadita de salsa de soya

Preparación:
En una olla machacar el tofu, añadir la avena, el pan molido, el cebollín, las nueces, el sazonador o caldo vegetal en polvo, la zanahoria y la salsa de soya. Revolver bien. Formar las hamburguesas. Ponerlas a dorar por ambos lados en una sartén antiadherente.

Análisis nutrimental:
Por ración:
106 calorías; 7 gramos de proteína; 4 gramos de grasa; 10 gramos de carbohidratos.
Porcentaje de grasa: 33%

SOYA BBQ

Frijolitos de soya estilo tex-mex

Ingredientes:

1 taza de frijol de soya

1 cucharada de aceite de oliva

1 cebolla blanca chica picada en trozos gruesos

1 diente de ajo machacado

1/4 de taza de jitomate licuado

1/4 de taza de azúcar morena

1/4 de taza de vinagre de manzana

2 cucharadas de salsa de soya

1 pizca de pimienta de cayena (la del color rojo)

Preparación:

Se ponen a cocer los frijoles previamente remojados. En una olla se calienta el aceite a fuego lento. Se añade la cebolla y el ajo y se saltean hasta que estén suaves. Se añade el jitomate licuado, el azúcar morena, el vinagre, la salsa de soya y la pimienta. Se cuece a fuego lento por 20 minutos. Una vez cocidos, se escurren los frijoles y se incorporan a la mezcla anterior. Se deja cocinando todo otros 30 minutos. Se sirven con tortillas calientes y arroz amarillo.

Análisis nutrimental:

Por ración:

296 calorías; 18 gramos de proteínas; 13 gramos de grasa; 32 gramos de carbohidratos.

Porcentaje de grasa: 37%

PAN FRANCÉS BAJO EN CULPAS
Rápido y ligero pan capeado en leche de soya

Ingredientes:
1 taza de leche de soya
2 cucharadas de extracto de vainilla
1 cucharada de harina de soya
1/2 cucharadita de margarina
4 rebanadas gruesas de pan integral

Preparación:
En una olla mezclar la harina de soya, la leche y la vainilla. En una sartén antiadherente, derretir la margarina a fuego lento. Sumergir una rebanada del pan en la leche de soya y sacar rápidamente para que no se reblandezca, colocarla de inmediato en la sartén a que se dore por ambos lados. Lo mismo con las demás rebanadas. Servir calientito con miel, canela en polvo o fruta fresca.

Análisis nutrimental:
Por ración:
111 calorías; 4 gramos de proteína; 2 gramos de grasa; 19 gramos de carbohidratos.
Porcentaje de grasa: 17%

FRUTI-TOFU
Budín instantáneo de tofu con frutas

Ingredientes:

230 gramos de tofu

1 pieza madura o 1 taza de la fruta elegida:
   plátano, papaya, mamey, melón, etcétera,
   de preferencia frutas de pulpa suave

1/4 de taza de azúcar morena

1 cucharadita de vainilla

Preparación:

Batir todos los ingredientes juntos en la batidora hasta que se forme una mezcla suave y cremosa. Refrigerar. Servir solo o con sus galletas favoritas.

Análisis nutrimental:

Por ración:

209 calorías; 6 gramos de proteína; 3 gramos de grasa; 41 gramos de carbohidratos.

Porcentaje de grasa: 14 %

REFERENCIAS BIBLIOGRÁFICAS

1. Adami S, Bufalino L, Cervetti R et al. *Ipriflavone prevents radial bone loss in postmenopausal women with low bone mass over 2 years*. Osteoporos Int 1997; 7(2). 119-125.

2. Adlercreutz H, Bannwart C, Wahala K et al. *Inhibition of human aromatase by mammalian lignans and isoflavanoid phytoestrogens*. J Steroid Biochem Mol Biol 1993; 44: 147-153.

3. Akiyama T, Ishida J, Nakagawa S et al. *Genistein, a specific inhibitor of tyrosine-specif protein kinases*. J Biol Chem 1987; 262: 5592-5595.

4. Alberts DS, García DJ. *An overview of clinical cancer chemopreventions studies with emphasis on positive phase III studies*. J Nutr 1995; 692S-697S.

5. Anderson JW, Johnstone BM, Cook-Newell ME. *Meta-analysis of the effects of soy protein intake on serum lipids*. N Engl J Med 1995;333:276-282.

6. Anderson JJ, Ambrose WW, Garner SC. *Orally dosed genistein from soy and prevention of cancellous bone loss in two ovariectomized rat models*. J Nutr 1995; 125: 799S-800S.

7. Anderson JW, Gustafson NJ, Bryant CA et al. *Dietary fiber and diabetes: a comprehensive review and practical application.* J Am Diet Assoc 1987; 87(9): 1189-1197.

8. Anderson RL, Wolf WJ. *Compositional changes in trypsin inhibitors, phytic acid, saponins and isoflavones related to soybean processing.* J Nutr 1995; 125: 581S-588S.

9. Anderson JW, Smith BM, Emmet J. *Soy protein effects on renal funtion in type II diabetic men with nephropathy.* Second International symposium on the role of soy in preventing and treating chronic disease. September 15-18, 1996. Brussels, Belgium. (En lo sucesivo: Second International Symposium on Soy, l996).

10. Anderson JJB, Garner SC, Ambrose WW et al. *Genistein and bone: studies in rat models and bone cell lines.* Second International Symposium on Soy, 1996.

11. Anthony MS, Clarkson TB, Hughes CL, et al. *Soybean isoflavones improve cardiovascular risk factors without affeccting the reproductive system of peripubertal rhesus monkeys.* J Nutr 1996; 126 (1): 43-50.

12. Anthony MS, Clarkson TB, Williams JK. *Effects of soy isoflavones on atherosclerosis: potential mechanisms.* Second International Symposium on Soy, 1996.

13. Arjmandi BH, Getlinger MJ, Goyal NV et al. *A soy protein-containing diet prevents bone loss due to ovarian hormone deficiency.* Second International Symposium on Soy, l996.

14. Ashendel CL. *Diet, signal transduction and carcinogenesis.* J Nutr 1995; 125: 686S-691S.

15. Astuti M. *The role of tempe on lipide profile and lipid peroxidation.* Second International Symposium on Soy, 1996.

16. Auboiron S, Catala I, Juste C et al. *Effects of soy proteins on plasma lipoproteins in healthy men.* Second International Symposium on Soy, 1996.

17. Axelson M, Sjovali J, Gustafsson BE et al. *Origen of lignans in mammals and identification of a precursor from plants.* Nature 1982; 298:659-660.

18. Barnes S. *Effect of genistein on in vitro and in vivo models of cancer.* J Nutr 1995;125: 777S-783S.

19. Barnes S, Sfakianos J, Coward L et al. *Soy isoflavonoids and cancer prevention. Underlying biochemical and pharmacological issues.* Adv Exp Med Biol 1996; 401: 87-100.

20. Barnes S, Urban D, Grizzle WE. *A double-blind, clinical trial of the effects of soy protein on risk parameters for prostate cancer.* Second International Symposium on Soy, 1996.

21. Birkbeck J. *Debate on possible hazards of soy infant formulas: a view from new zealand.* Second International Symposium on Soy, 1996.

22. Baird DD, Umbach DM, Lansdell L et al. *Dietary intervention study to assess estrogenicity of dietary soy among postmenopausal women.* J Clin Endocrinol Metab 1995; 80: 1685-1690.

23. Barnes S, Sfakianos J, Coward L, Kirk M. *Soy isoflavonoids and cancer prevention. Underlying biochemical and pharmacological issues.* Adv Exp Med Biol 1996; 401: 87-100.

24. Bates DR. *The tempeh cookbook.* The Book Publishing Company. Summertown, TN. 1989.

25. Bates DR. *The TVP cookbook. Using the quick cooking meat substitute.* The Book Publishing Company. Summertown, TN. 1991.

26. Bennink MR, Thiagarajan D, Bourquin LD. *Prevention of precancerous colonic lesions in rats by soy flakes, soy flour, genistein and calcium.* Second International Symposium on Soy, 1996.

27. Bernard C. *Introducción al estudio de la medicina experimental.* México, UNAM, segunda edición, 1960. Pág. 244.

28. Blair HC. *Action of genistein and other tyrosine kinase inhibitors in preventing osteoporosis.* Second International Symposium on Soy, 1996.

29. Bland JS. *Phytonutrition, phytotherapy, and phytopharmacology.* Altern Ther Health Med 1996; 2(6): 73-76.

30. Bourquin LD, Bennink MR. *Differential effects of genistein and daidzein on growth of human colon cancer cell lines.* Second International Symposium on Soy, 1996.

31. Bundred NJ, Harding C, Phillips MD et al. *Serum phytooestrogen levels in british women with breast cancer and controls.* Second International Symposium on Soy, 1996.

32. Burke G. *The potential use of a dietary soy supplement as a post-menopausal hormone replacement therapy.* Second International Symposium on Soy, 1996.

33. Businco L, Bruno G, Giampietro PG. *Soy proteins for the prevention and treatment of children with cow's milk allergy.* Second International Symposium on Soy, 1996.

34. Businco L, Bruno G, Giampietro PG. *Soy proteins for the prevention and treatment of children with cow's milk allergy.* Second International Symposium on Soy, 1996.

35. Buring JE, Hennekens CH. *Antioxidants vitamins and cardiovascular disease.* Nutr Reviews 1997;44 (1):S53.

36. Brenner BM, Hostetter TH, Hebert SC. *Disturbances of renal function.* En: *Harrison's Principles of Internal Medicine.* McGraw Hill, Inc., USA, 1991. Twelfth Edition. Pp 1138-1144.

37. Brenner BM, Lawler EV, Mackenzie HS. *The hyperfiltration theory: a paradigm shift in nephrology.* Kidney Int 1996; 49: 1774-1777.

38. Cai Q, Wei H. *Effect of dietary genistein on antioxidant enzyme activities in SENCAR mice.* Nutr Cancer 1996; 25 (1): 1-7.

39. Capra F. *The web of life.* Anchor Books, New York, 1996.

40. Carlo-Stella C, Dotti G, Mangoni L et al. *Selection of myeloid progenitors lacking BCR/ABL mRNA in chronic myelogenous leukemia patients after in vitro treatment with the tyrosine kinase inhibitor genistein*. Blood 1996; 88(8): 3091-100.

41. Carroll KK. *Review of clinical studies on cholesterol-lowering response to soy protein*. J Am Diet Assoc 1991; 91: 820-827.

42. Carrol KK, Kurowska EM. *Soy consumption and cholesterol reduction: review of animal and human studies*. J Nutr 1995; 125: 594S-597S.

43. Cassidy A. *Hormonal effects of isoflavones in humans*. Second International Symposium on Soy, 1996.

44. Catala I, Juste C, Benfiguig K et al. *Use of soy proteins in cholelithiasis prevention*. Second international symposium on soy, 1996.

45. Chanussot F, Polichetti E, Luna A et al. *Soyabean lecithin in human food*. Cahiers de Nutrition et de Dietetique 1996; 3l(5):305-311.

46. Clarkson TB, Anthony MS, Hughes CL. *Estrogenic Soybean Isoflavones and Chronic Disease. Risks and Benefits*. TEM 1995; 6 (1):11-17.

47. Clawson GA. *Protease inhibitors and carcinogenesis: a review*. Cancer Invest 1996; 14(6): 597-608.

48. Constantinou A, Krygier A, Murley J et al. *Genistein can induce MCF-7 breast carcinoma cell differentiation or death, depending on the dose*. Second International Symposium on Soy, 1996.

49. Curhan GC, Willet WC, Rimm EB et al. *A prospective study of dietary calcium and other nutrients and the risk of symptomatic kidney stones*. N Engl J Med 1993; 328: 833.

50. Chait A. *Effects of isoflavones on LDL-cholesterol in vitro but not in vivo*. Second International Symposium on Soy, 1996.

51. Coward L, Smith M, Kirk M et al. *Chemical modification of isoflavones in soy foods during cooking and processing.* Second International Symposium on Soy, 1996.
52. D'Amico G, Gentile MG, Manna G et al. *Effect of vegetarian soy diet on hyperlipidaemia in nephrotic syndrome.* Lancet 1992; 339: 1131-1134.
53. Dalais FS, Rice GE, Bell RJ. *Dietary soy supplementation increases vaginal cytology maturation index and bone mineral content in postmenopausal women.* Second International Symposium on Soy, 1996.
54. Dwyer J. *Overview: dietary approaches for reducing cardiovascular disease risks.* J Nutr 1995; 125: 656S-665S.
55. Diaz MN, Frei B, Vita JA, Keaney, JF. *Antioxidants and atherosclerotic heart disease.* N Engl J Med 1997;337(6): 408-414.
56. Eden J, Knight D, Mackey R. *Hormonal effect of isoflavones.* Second International Symposium on Soy, 1996.
57. Elitsur Y, Gessel M, Luk GD. *ODC activity and polyamine levels in isolated human colonocytes.* Life Sci 1993; 53: 945-952.
58. Erdman JW, Fordyce EJ. *Soy Products and the human diet.* Am J Clin Nutr 1989;49:725-737.
59. Erdman Jr. JW, Stillman RJ, Lee KF et al. *Short-term effects of soybean isoflavones on bone in postmenopausal women.* Second International Symposium on Soy, 1996.
60. Fanti O, Faugere MC, Gang J et al. *Systematic administration of genistein partially prevents bone loss in ovariectomized rats in a non-estrogen-like mechanism.* Second International Symposium on Soy, 1996.
61. Federman DD. *Ovary.* Scientific American Medicine 1993; 3(III): 1-18.
62. Citado en: Fomon S, Ziegler E. *A review of soy infant formula feeding.* Second International Symposium on Soy, 1996.

63. Forsythe III WA. *Soy protein, thyroid regulation and cholesterol metabolism.* J Nutr 1995; 125: 619S-623S.

64. Fortmann SP, Maron DJ. *Disorders of lipid metabolism.* Scientific American Medicine 1993; 9(II): 1-24.

65. Foth D, Cline JM. *Effects of mammalian and plant estrogens on mammary glands and uteri of macaques.* Second International Symposium on Soy, l996.

66. Fotsis T, Pepper M, Adlercreutz H, et al. *Genistein, a dietary ingested isoflavonoid, inhibits cell proliferation and in vitro angiogenesis.* J Nutr 1995;125: 790S-797S.

67. Franke AA, Custer LJ. *Isofavones in human breast milk and other biological fluids after soy consumption.* Second International Symposium on Soy, 1996.

68. Fukagawa NK, Anderson JW, Hageman G et al. *High-carbohydrate, high-fiber diets increase peripheral insulin sensitivity in healthy young and old adults.* Am J Clin Nutr 1990; 52: 524-528.

69. Fukutake M, Takahashi M, Ishida K, Kawamura H et al. *Quantification of genistein and genistin in soybeans and soybean products.* Food Chem Toxicol 1996;34(5): 457-61.

70. Gaddi A, Ciarrocchi A, Matteucci A et al. *Dietary treatment for familial hypercholesterolemia -differential effects of dietary soy protein according to the apoliprotein E phenotypes.* Am J Clin Nutr 1991; 53: 1191-1196.

71. Gallaher DD, Gallaher CM, Hoffman Z et al. *Soy protein isolates and genistein: effects on initiation, promotion, and progression of colon cancer.* Second International Symposium on Soy, 1996.

72. Gentile MG, Manna G, D'Amico GD. *Soy consumption and renal function in patients with nephrotic syndrome: clinical effects and potential mechanism.* Second International Symposium on Soy, l996.

73. Gooderham MJ, Adlercreutz H, Ojala ST et al. *A soy protein isolate rich in genistein an daidzein and its effects on*

plasma isoflavone concentrations, platelet aggregation, blood lipids and fatty acid composition of plasma phospholipid in normal men. J Nutr 1996; 126(8):2000-2006.

74. Golbitz P. *Traditional soyfoods: processing and products.* J Nutr 1995; 125: 570S-572S.

75. Golbitz P. *Soya: nutrición, salud y productos alimenticios.* Soya vol. 1, núm. 1, pág 2. ASA/MEXICO.

76. Goldberg AC. *Perspectives on soy protein as a nonpharmacological approach for lowering cholesterol.* J Nutr 1995; 125: 675S-678S.

77. Goodman MT, Wilkens LR, Hankin JN. *The association of dietary phytoestrogens with the risk for endometrial cancer.* Second International Symposium on Soy, 1996.

78. Gordon JS. *Self care as primary care: "when I eat, I eat".* En: Gordon JS. "Manifesto for a new medicine: your guide to healing partnerships and the wise use of alternative therapies". Addison-Wesley Publising Company, Inc. 1996. Pp 149-164.

79. Gregory PB. *Gallstones and billiary tract disease.* Scientific American Medicine 1995; 4 (VI): 1-10.

80. Greenwald P, Lanza E, Eddy GA. *Dietary fiber in the reduction of colon cancer risk.* J Am Diet Assoc 1987; 87(9): 178-1188.

81. Guo H, Tan Y, Kubota T et al. *Methionine depletion modulates the antitumor and antimestastic efficacy of ethionine.* Anticancer Res 1996; 16(5A): 2719-23.

82. Hagler L. *Soyfoods cookery.* The Book Publishing Company. Summertown, Tennesse. 1996.

83. Hagler L. *Tofu. Quick & Easy.* The Book Publishing Company. Summertown, Tennesse. 1986.

84. Hajós G, Gelencser E, Gran G et al. *Effect of proteolytic modification and methionine enrichment of the nutritional value of soya albumins for rats.* J Nutr Bioch 1996; 7(9):481-487.

85. Hawrylewicz EJ, Zapata JJ, Blair WH. *Soy and experimental cancer: animal studies.* J Nutr 1995; 125: 698S-708S.

86. Halliwell B. *Antioxidants and human disease: a general introduction.* Nutr Reviews 1997;55(1):S44-S51.
87. Hancock EW. *Coronary artery disease -epidemiology and prevention.* Scientific American Medicine 1991; 1; VIII:1-8.
88. Harding C, Morton M, Gould V et al. *Dietary soy supplementation is oestrogenic in menopausal women.* Second International Symposium on Soy, 1996.
89. Hayashi A, Weinberger AW, Kim HC et al. *Genistein, a protein tyrosine kinase inhibitor, ameliorates retinal degeneration after ischemia-reperfusion injury in rat.* Invest Ophthalmol Vis Sci 1997;38(6): 1193-202.
90. Hendrich S, Lu Z, Wang H et al. *Soy isoflavone extract supresses fumonisin B1-promoted rat hepatocarcinogenesis.* Second International Symposium on Soy, 1996.
91. Herbert V, Shaw S, Jayatilleke E. *Vitamina C-driven free radical generation from iron.* J Nutr 1996; 126: 1213S-1220S.
92. Hempstock J, Kavanagh JP, George NJR. *Growth inhibition of prostatic cell lines by phyto-oestrogens.* Second International Symposium on Soy, 1996.
93. Herman C, Adlercreutz T, Goldin BR et al. *Soybean phytoestrogen intake and cancer risk.* J Nutr 1995; 125: 757S-770S.
94. Houssay BA, Caldeyro-Barcia R, Covian MR. *Fisiología humana.* "El ateneo", Argentina, 1971, Cuarta edición. pp 879-917.
95. Hu J, Liu Y, Yu Y et al. *Diet and cancer of the colon and rectum: a case-control study in China.* Int J Epiddemiol 1991; 20: 362-367.
96. Hulka BS, Stark AT. *Breast cancer: cause and prevention.* Lancet 1995; 346: 883-887.
97. Ingram D, Sanders K, Kolybaba M et al. *Case-control study of phyto-oestrogens and breast cancer.* Lancet 1997; 350: 990-994.

98. Istfa N, Muray E, Janghorbani M et al. *The nutritional value of a soy protein concentrate (STAPRO-3200) for long-term protein nutritional maintenance in young men.* J Nutr 1983;113:2524-2534.

99. Ito A, Goto T, Yamanda K et al. *Primary prevention of cancers by miso, soybean and biochanin A on the rodent tumors.* Second International Symposium on Soy, 1996.

100. Janas L, Ostrom KM. *Tolerance of soy formulas with reduced phytate/phytoestrogens fed to healthy, term infants.* Second International Symposium on Soy, 1996.

101. Joannouu GE, Silink M, McVeagh P, et al. *Determination of dietary isoflavone exposure in infants fed breast milk, cow milk or soya formula.* Second International Symposium on Soy, 1996.

102. Jones PJH. *Regulation of cholesterol biosynthesis by diet in humans.* Am J Clin Nutr 1997;66:438-46.

103. Kanazawa T, Osanai T, Zhang XS et al. *Protective effects of soy protein on the peroxidizability of lipoproteins in cerebrovascular diseases.* J Nutr 1995; 125: 639S-646S.

104. Kanazawa T. *Anti-atherogenic effects of soybean protein. Viewpoints from peroxidizability and molecular size of LDL and from anti-platelet aggregation.* Second International Symposium on Soy, 1996.

105. Kellof GJ, Crowell JA, Hawk ET et al. *Strategy and planning for chemopreventive drug development: clinical development plans II.* J Cell Biochem Suppl 1996; 26: 54-71.

106. Kellof GJ, Boone CW, Crowell JA et al. *New agents for cancer chemoprevention.* J Cell Biochem Suppl 1996; 26: 1-28.

107. Kennedy AR. *The evidence for soybean products as cancer preventive agents.* J Nutr 1995: 125: 733S-743S.

108. Kennedy AR, Beazer-Barclay Y, Kinzler KW et al. *Suppression of carcinogenesis in the intestines of Min mice*

by soybean-derived Bowman-Birk inhibitor. Cancer Res (Baltimore) 1996; 56(4): 679-682.

109. Kirkman LM, Lampe JVV, Campbell DR et al. *Urinary lignan and isoflavonoid excretion in men and women consuming vegetable and soy diets.* Nutr Cancer 1995; 24(1): 1-12.

110. Klahr S. *Role of dietary protein and blood pressure in the progression of renal disease.* Kidney Int 1996; 49: 1783-1786.

111. Klurfel DM. *The role of dietary fiber in gastrointestinal disease.* J Am Diet Assoc 1987; 87(9): 1172-1177.

112. Knuiman JT, Beynen AC, Katan MB. *Lecithin intake and serum cholesterol.* Am J Clin Nutr 1989; 49: 266-268.

113. Korzenik JR, Burdge C, White R, et al. *A pilot trial of soybean powder in the treatment of gastrointestinal hemorrhage and epistaxis in hereditary hemorrhagic telangiectasia.* J Nutr 1995; 125: 804S-805S.

114. Korzenik JR, Barnes S. *A pilot study of genistein/soy protein isolate in the treatment of hereditary hemorrhagic telangiectasia: possible efficacy in HHT-associated epistaxis, gastrointestinal hemorrhage and migrane.* Second International Symposium on Soy, 1996.

115. Krane SM, Simon L. *Disorders of bone formation and resorption.* Scientific American Medicine 1994; 15: 1-26.

116. Krauze Ethel, Sarubbi J. *La nueva cocina vegetariana: Deliciosas recetas para el Siglo XXI, aderezadas con poesía.* Selector, México, 1997.

117. Kritchevsky D. *Dietary protein, cholesterol and atherosclerosis: a review of the early history.* J Nutr 1995; 125: 589S-593S.

118. Kurowska EM, Jordan J, Spencel JD. *Role of the main components of whole soybean prodúcts, soy protein and soy oil, in reducing hypercholesterolemia.* Second International Symposium on Soy, 1996.

119. Kyle E, Neckers L, Takimoto C et al. *Genistein-induced apoptosis of prostate cancer cells is preceded by a specific decrease in focal adhesion kinase activity.* Mol Pharmacol 1997; 51(2): 193-200.

120. Lamartiniere CA, Murrill WB, Brown NM. *Genistein supresses chemically-induced mammary cancer.* Second International Symposium on Soy, 1996.

121. Lapcik O, Hampl R, Al-Maharik N et al. *A novel radioimmunoassay for daidzein.* Steroids 1997; 62(3): 315-320.

122. Liener IE. *Possible adverse effects of soybean anticarcinogens.* J Nutr 1995; 125: 744S-750S.

123. Lovati MR, Manzoni C, Sirtori CR. *7S globulin from soybeans is metabolized in human cell cultures by a specific uptake and degradation system.* Second International Symposium on Soy, 1996.

124. Lu L, Anderson JW, Nealon W et al. *Reductions in steroid and gastrointestinal hormone levels in men and premenopausal women with soya consumption for one month.* Second International Symposium on Soy, 1996.

125. Lusas EW, Riaz MN. *Soy protein products: processing and use.* J Nutr 1995; 125: 573S-580S.

126. Manzoni C, Lovati MR, Gianazza E et al. *Hep G2 catabolism of alfa and alfa'subunits from 7S soy globulin, is correlated with their up-regulation of LDL-receptors.* Second International Symposium on Soy, 1996.

127. Margetts BM, Beilin LJ, Vandongen R et al. *Vegetarian diet in mild hypertension: a randomised controlled trial.* Br Med J 1986; 293: 1468-1471.

128. Martin GS. *Normal cells and cancer cells.* En: Bishop JM, Weinberg RA (Editors): Molecular Oncology. Scientific American, Inc., New York, 1996. Pp 13-40.

129. Massie BM, Amidon TA. *Coronary artery disease*. En: Tierney LM, McPhee SJ, Papadakis MA. Current Medical Diagnosis and Treatment 36th edition 1997; Appleton & Lange, Stamford, Connecticut. pp 344-346.

130. Martínez RM, Giménez I, Lou M et al. *Soy isoflavonoids posses biological activities of loop-diuretics*. Second International Symposium on Soy, 1996.

131. Messina M, Messina V. *Increasing use of soyfoods and their potencial role in cancer prevention*. J Am Diet Assoc 1991; 91:836-840.

132. Messina MJ, Persky V, Setchell KD et al. *Soy intake and cancer risk: a review of the in vitro and in vivo data*. Nutr Cancer 1994; 21(2):113-31.

133. Messina M, Messina V. *The simple soybean and your health*. Avery Publishing Group, Garden City Park, New York, 1994. Pp 1-260.

134. Messina M. *Modern applications for an ancient bean: soybeans and the prevention and treatment of chronic disease*. J Nutr 1995; 125: 567S-569S.

135. Messina M, Messina V. *Introduction*. En: Hagler L. *Soyfoods cookery. Your road to better health*. Book Publising Company, Summertown, Tennessee, USA, 1996. pp 6-19.

136. Messina M, Barnes S, Setchell KD. *Phyto-oestrogens and breast cancer*. Lancet 1997; 350: 971-972.

137. Molteni A, Brizio-Molteni L, Persky V. *In vitro hormonal effects of soybean isoflavones*. J Nutr 1995; 125: 751S-756S.

138. Nilausen K, Meinertz H. *Variation in the plasma lipoprotein response to dietary soy protein in normolipidemic men*. Second International Symposium on Soy, 1996.

139. Nagaoka S, Awano T, Nagata N et al. *Serum cholesterol reduction and cholesterol absorption inhibition in CaCo-2 cells by a soyprotein peptic hydrolyzate*. Bioscience, Biotechnology and Biochemistry 1997; 61(2): 354-356.

140. Murkies AL, Lombard C, Strauss BJ et al. *Dietary flour supplementation decreases post-menopausal flushes: effect of soy and wheat.* Second International Symposium on Soy, l996.
141. Nicholas L, Petrakis, Barnes S. *Stimulatory effects of soy protein isolate on breast fluid secretion.* Second International Symposium on Soy, 1996.
142. Oser, M. *Soy of cooking: easy-to-make vegetarian, low-fat, fat-free, and antioxidant-rich gourmet recipes.* Chronimed Publishing, Minneapolis, MN, 1996.
143. Owolabi AO, Mac-Inegite JO, Olowoniyan FO et al. *A comparative study of the nutritional status of children in villages in northern Nigeria using and not using soya beans.* Food Nutrition Bulletin 1996; 17(1): 42-48.
144. Persky V, Van Horn L.. *Epidemiology of soy and cancer: perspectives and directions.* J Nutr 1995: 125: 709S-712S.
145. Peterson TG, Kim H, Barnes S. *Mechanisms of action of the soy isoflavone genistein at the cellular level.* Second International Symposium on Soy, 1996.
146. Peterson TG, Kim H, Barnes S. *Genistein may inhibit the growth of human mammary epithelial (HME) cell by augmenting transforming growth factor beta (TGFbeta) signaling.* Second International Symposium on Soy, 1996.
147. Peterson G. *Evaluation of the biochemical targets of genistein in tumor cells.* J Nutr 1995; 125: 784S-789S.
148. Peterson TG, Cowards L, Kirk M et al. *The role of metabolism in mammary epithelial cell growth inhibition by the isoflavones genistein and biochanin A.* Carcinogenesis 1996; 17(9): 1861-9.
149. Petrakis NL, Barnes S, King EB et al. *Stimulatory influence of soy protein isolate on breast secretion in pre- and postmenopausal women.* Cancer Epidemiology Biomarkers & Prevention 1996; 5(10): 785-794.

150. Pixley F, Wilson D, McPherson K et al. *Effect of vegetarianism on development of gall stones in women.* Br Med J 1985; 291: 11-12.

151. Position of The American Dietetic Association: *Phytochemicals and functional foods.* J Am Diet Assoc 1995; 95(4): 493-496.

152. Potter JD, Hutchinson F. *Cancer prevention: food and phytochemicals.* Second International Symposium on Soy, 1996.

153. Potter JD, Steinmetz K. *Vegetables, fruit and phytoestrogens as preventive agentes.* IARC Sci Publ 1996 (139): 61-90.

154. Potter SM. *Overview of proposed mechanisms for the hypocholesterolemic effect of soy.* J Nutr 1995; 125: 606S-611S.

155. Potter SM, Baum J, Surya P et al. *Effects of soy protein & isoflavones on plasma lipid profiles in postmenopausal women.* Second International Symposium on Soy, 1996.

156. Potter SM, Pertile J, Berber-Jimenez MD. *Soy protein concentrate and isolated soy protein similarly lower blood serum cholesterol but differently affect thyroid hormones in hamsters.* J Nutr 1996; 126(8): 2007-2011.

157. Quak SH, Tan SP. *Asian use of soy protein formula and soy foods for infants and children.* Second International Symposium on Soy, 1996.

158. Raines EW, Ross R. *Biology of atherosclerotic plaque formation: possible role of growth factors in lesion development and the potential impact of soy.* J Nutr 1995; 125: 624S-630S.

159. Rao AV, Sung MK. *Saponins as anticarcinogens.* J Nutr 1995;125: 717S-724S.

160. Rauth S, Kichina J, Green A. *Inhibition of growth and induction of differentiation of metastatic melanoma cells in*

vitro by genistein: chemosensitivity is regulated by cellular p53. Br J Cancer 1997; 75(11): 1559-66.
161. Santti R, Salo L, Makela S. *Dietary soy in the prevention of prostate cancer in animal model.* Second International Symposium on Soy, 1996.
162. Schneeman BO. *Dietary fiber: comments on interpreting recent research.* J Am Diet Assoc 1987; 87(9): 1163.
163. Scherio A, Willett WC. *New directions in dietary studies of coronary heart disease.* J Nutr 1995: 125: 647S-655S.
164. Setchell KDR, Gosselin SJ, Welsh MB et al. *Dietary estrogens -a probable cause of infertility and liver disease in captive cheetahs.* Gastroenterology 1987; 93:225-33.
165. Setchel KDR. *Overview of isoflavone structure, metabolism and pharmacokinetic.* Second International Symposium on Soy, 1996.
166. Setchell KDR. *Isoflavone content of infant formula and the metabolic fate of these phytoestrogens.* Second International Symposium on Soy, 1996.
167. Setchell KDR, Zimmer-Nechemias L, Cai J et al. *Exposure of infants to phyto-oestrogens from soy-based infant formula.* Lancet 1997; 350: 23-27.
168. Shamsuddin AM. *Inositol phosphates have novel anticancer function.* J Nutr 1995; 125: 725S-732S.
169. Siddiqui MT, Siddiqui M. *Hypolipidemic principles of Cicer Arietnum: biochanin-A and formononetin.* Lipids 1976; 11: 243-246.
170. Sirtori CR, Lovati MR, Manzoni C, et al. *Soy and cholesterol reduction: clinical experience.* J Nutr 1995; 125: 592S-605S.
171. Sirtori CR, Manzoni C, Gianazza E et al. *Soy and cholesterol reduction: clinical expirience and molecular mechanisms.* Second International Symposium on Soy, 1996.
172. Slavin JL. *Dietary fiber: classification, chemical analyses, and food sources.* J Am Diet Assoc 1987;87(9): 1164-1171.

173.Slavin J. *Nutricional benefits of soy protein and soy fiber.* J Am Diet Assoc 1991; 91: 816-819.

174. Sheehan DM. *The developmental toxicity of phytoestrogens in experimental animals: are there concerns for humans?* Second International Symposium on Soy, 1996.

175. Schleicher R, Zheng M, Zhang M et al. *Genistein inhibition of prostate cancer cell growth and metastasis in vivo.* Second International Symposium on Soy, 1996.

176. Schoene NW, Guidry CA. *Genistein inhibits reactive oxygen species (ROS) formation during activation of rat platelets in whole blood.* Second International Symposium on Soy, 1996.

177. Steele VE, Pereira MA, Sigman CC et al. *Cancer chemoprevention agent development strategies for genistein.* J Nutr 1995; 125: 713S-716S.

178. Stoll BA. *Eating to beat breast cancer: potential role for soy supplements.* Ann Oncol 1997; 8(3): 223-5.

179. Stryer L. *Bioquímica.* Editorial Reverté, S.A., 1988. Barcelona, España.

180. Sulistiyani L, Tumbelaka J, Sutanto D. *The lack of effect of isoflavones on plasma lipid concentrations in ovariectomized cynomolgus monkeys and LDL susceptibility to oxidation.* Second International Symposium on Soy, 1996.

181. Swanson CA, Mao BL, Li JY et al. *Dietary determinants of lung cancer risk: results from a case-control study in Yunnan provinces.* Int J Cancer 1992; 876-880.

182. Thompson DB, Erdman JW. *Phytic acid determination in soybeans.* J Food Sci 1982; 47: 513.

183. Tisdale MJ. *Utilization of performed and endogenously synthesized methionine by cells in tissue culture.* Br J Cancer 1984; 49:3l5-320.

184. Trichopoulos D, Li FP, Hunter DJ. *What causes cancer?* Scie Amer 1996; 275 (3): 80-87.

185. Tsai AC, Mott EL, Owen GM et al. *Effects of soy polysaccharide on gastrointestinal functions, nutrient balance, steroid excretions, glucose tolerance, serum lipids, and other parameters in humans.* Am J Clin Nutr 1983; 38: 504-511.

186. Tsai AC, Vinik AI, Lasichak A. et al. *Effects of soy polysaccharide on postprandial plasma glucose, insulin, glucagon, pancreatic polypeptide, somatostatin, and triglyceride in obese diabetic patients.* Am J Clin Nutr 1987;45:596-601.

187. Vaidehi MP, Sumangala SG, Vijayakumari J. *Tempe-based ready-to-prepare food mixes of high nutritional value.* J Food Sci Tech (Mysore) 1996; 33(6): 506-509.

188. Verma SP, Salamone E, Goldin B. *Curcumin and genistein, plant natural products, show synergistic inhibitory effects on the growth of human breast cancer MCF-7 cells induced by estrogenic pesticides.* Biochem Biophys Res Commun 1997;233(3): 692-6.

189. von Bertalanffy L. *Teoría general de los sistemas.* México, Fondo de Cultura Económica, 1976.

190. Wagner JD, Cefalu WT, Anthony MS et al. *Dietary soy protein and estrogen replacement therapy improve cardiovascular risk factors and decrease aortic cholesteryl ester content in ovariectomized cynomolgus monkeys.* Metabolism 1997; 46(6): 698-705.

191. Wang C, Self Ma and M. *Mass balance of isoflavones during processing of soy protein isolate.* Second International Symposium on Soy, 1996.

192. Wang TT, Sathyamoorthy N, Phang JM. *Molecular effects of genistein on estrogen receptor mediated pathways.* Carcinogenesis 1996; 17(2):271-5.

193. Weinberg R. *Molecular mechanisms of carcinogenesis.* En: Leder P, Clayton DA, Rubenstein E (Editors): "Introduction

to Molecular Medicine". Scientific American, Inc., New York, 1994. Pp 253-276.

194. Weinberg RA, Hanahan D. *The molecular pathogenesis of cancer.* En: Bishop JM, Weinberg RA (Editors): Molecular Oncology. Scientific American, Inc., New York, 1996. pp 179-204.

195. Wang W, Franke AA, Custer LJ et al. *Antioxidant properties of dietary phenolic agents in a human LDL-oxidation ex vivo model.* Second International Symposium on Soy, 1996.

196. Whitten PL, Lewis C, Russel E et al. *Potential adverse effects of phytoestrogens.* J Nutr 1995; 125: 771S-776S.

197. Widhalm K. *Treatment of hypercholesterolemia in children by diet using soy protein.* Second International Symposium on Soy, 1996.

198. Wijeratne WB. *Composición del frijol de soya.* Programa Internacional de Soya (INTSOY). Asociación Americana de Soya.

199. Wilcox JN, Blumenthal BF. *Thrombotic mechanisms in atherosclerosis: potential impact of soy proteins.* J Nutr 1995: 125: 631S-638S.

200. Wiseman MJ, Hunt R, Goodwin A et al. *Dietary composition and renal function in healthy subjects.* Nephron 1987; 46: 83-90.

201. Williams AJ, Baker F, Walls J. *Effect of varying quantity and quality of dietary protein intake in experimental renal disease in rats.* Nephron 1987; 46: 83-90.

202. Wong WW, Hachey DL, Clarke LL et al. *Cholesterol synthesis and absorption by 2H20 and 18-0-Cholesterol and Hypocholesterolemic effect of soy protein.* J Nutr 1995; 125: 612S-618S.

203. Wong WW, Hachey DL, O'Brien E et al. *Mechanisms for the hypocholesterolemic effect of soy protein in*

normocholesterolemic and hypercholesterolemic men. Second International Symposium on Soy, 1996.

204. Wong CK, Keung WW. *Daizein sulfoconjugates are potent inhibitors of sterol sulfatase*. Biochem Byophys Res Commun 1997;233 (3): 579-83.

205. Woods MN, Senie R, Kronenberg F. *Effect of a dietary soy bar on menopausal symptoms*. Second International Symposium on Soy, 1996.

206. Wu A, Ziegler R, Horn-Ross P et al. *Tofu and risk of breast cancer in Asian-American*. Second International Symposium on Soy, 1996.

207. Yamamoto T, Aoyama T, Fukui K et al. *Soy protein and its hydrolysate reduce body fat of dietary obese rats*. Second International Symposium on Soy, 1996.

208. Yamamoto S, Yamamoto T, Chung H et al. *Anticholesterolemic effect of the undigested fraction of soybean protein*. Second International Symposium on Soy, 1996.

209. Yingman Y, Songlin Y. *A study of the etiological factors in gastric cancer in Fuzhou city*. Chinese J Epidemiol 1986; 7: 48-50.

210. Yoshiki Y, Kahara T, Lida T et al. *Chemical structure and radical scavenging activity of soybean glycosides*. Second International Symposium on Soy, 1996.

211. Young VR, Puig M, Queiroz E et al. *Evaluation of the protein quality of an isolated soy protein in young men: relative nitrogen requirements and effect of methionine supplementation*. Am J Clin Nutr 1984;39:16-24.

212. Young VR, Wayler A, Garza C et al. *A long-term metabolic balance study in young men to assess the nutritional quality of an isolated soy protein and beef proteins*. Am J Clin Nutr 1984;39:8-15.

213. Young VR. *Soy protein in relation to human protein and aminoacid nutrition*. J Am Diet Assoc 1991;91:828-835.

214. Young VR, Pellett PL. *Plant proteins in relation to human protein and amino acid nutrition*. Am J Clin Nutr 1994; 59(suppl): 1203S-12S.

SU OPINIÓN CUENTA

Nombre ....

Dirección:

Calle y núm. exterior .... interior ....

Colonia .... Delegación ....

C.P. .... Ciudad/Municipio ....

Estado .... País ....

Ocupación .... Edad ....

Lugar de compra ....

Temas de su interés:

❏ *Empresa*	❏ *Psicología*	❏ *Cuento de autor extranjero*
❏ *Superación profesional*	❏ *Psicología infantil*	❏ *Novela de autor extranjero*
❏ *Motivación*	❏ *Pareja*	❏ *Juegos*
❏ *Superación personal*	❏ *Cocina*	❏ *Acertijos*
❏ *New Age*	❏ *Literatura infantil*	❏ *Manualidades*
❏ *Esoterismo*	❏ *Literatura juvenil*	❏ *Humorismo*
❏ *Salud*	❏ *Cuento*	❏ *Frases célebres*
❏ *Belleza*	❏ *Novela*	❏ *Otros*

¿Cómo se enteró de la existencia del libro?

❏ *Punto de venta*	❏ *Revista*
❏ *Recomendación*	❏ *Radio*
❏ *Periódico*	❏ *Televisión*

Otros: ....

Sugerencias: ____

____

____

El poder curativo de la soya